Die richtige Ernährung bei

- Bluthochdruck • Übergewicht
- Diabetes • Gicht • Cholesterin

ANDREA PÖLT

Ein Wort zuvor

ZU DEN HÄUFIGSTEN ERKRANKUNGEN in unserer Zeit zählen Insulinresistenz, Diabetes Typ II, Übergewicht, Fettstoffwechselstörungen und Herz-Kreislauf-Krankheiten. Die exakte Definition des metabolischen Syndroms wird unter Experten noch diskutiert, dazu gehört auch die Frage, ob Gicht als Krankheit mit dazuzählt. Nachdem sie jedoch zu den Wohlstandserkrankungen gehört, sehr oft mit Übergewicht und Fettstoffwechselstörungen einhergeht und erheblich an der Gefäßschädigung beteiligt ist, haben wir die Gicht ebenfalls in diesen Kompass aufgenommen.

DIE ALLERERSTE WAHL in der Behandlung, vor dem Einsatz von Medikamenten, ist ein veränderter Lebensstil hinsichtlich Ernährungsweise und Bewegung. Ich möchte Ihnen mit diesem Kompass helfen, die richtige Wahl beim Lebensmitteleinkauf für Ihren täglichen Speiseplan zu treffen. Mithilfe der Lebensmitteltabellen können Sie geschickt Genuss und Gesundheit kombinieren – mit einer moderaten Kalorienanzahl, mäßig Fett und weniger Salz, dafür mehr Gewürzen und Kräutern.

AUF LIEBLINGSGERICHTE, die oftmals nicht zu den gesündesten Speisen gehören, brauchen und sollten Sie nicht verzichten. Genießen Sie diese Lebensmittel und bauen Sie sie in Ihre ausgewogene, abwechslungsreiche Ernährung ein. Auch regelmäßige Mahlzeiten, in Ruhe eingenommen, sind wichtig und tragen zum Wohlbefinden und damit zur Gesundheit bei.

Ich wünsche Ihnen viel Erfolg bei der Umsetzung!
Andrea Pölt

Wohlstandskrankheiten auf dem Vormarsch

Die jüngsten Hochrechnungen der Weltgesundheitsorganisation (WHO) haben ergeben, dass im Jahr 2030 Herz- und Gefäßerkrankungen die Top 20 der Ursachen für Sterblichkeit anführen werden. Darüber hinaus warnt die WHO inzwischen auch vor Übergewicht als neuer Epidemie des 21. Jahrhunderts. Von beidem wird statistisch weit mehr Gefahr ausgehen als von hochansteckenden Infektionskrankheiten.
Die Nationale Verzehrstudie II ergab, dass 66% der Männer und 51 % der Frauen Übergewicht bzw. Adipositas haben. Auch bei Kindern steigt der Anteil derer mit Übergewicht. Der moderne Lebensstil mit wenig Bewegung und einer falschen Ernährung sind mit ausschlaggebend. Dazu gehören schnelles Essen, Bevorzugung von Fertiggerichten und Fastfood, zu viel tierisches Fett und zu viele „schnelle" Kohlenhydrate wie Zucker und Weißmehl. Einer Fehlernährung und den damit verbundenen Gesundheitsstörungen kann man durch die richtige Auswahl und Menge von Nahrungsmitteln, kombiniert mit genug Bewegung, gezielt entgegensteuern. Das bedeutet nicht, auf Genuss und Spaß beim Essen und Trinken zu verzichten oder Extremsportler zu werden – schon kleine Veränderungen können helfen. Diese sollten nicht kurzfristig sein, sondern langfristig in den Alltag integriert werden, denn alles auf einmal verändern zu wollen ist in den meisten Fällen zum Scheitern verurteilt. Auch kleine Schritte führen zum Ziel, und im eigenen Tempo nach und nach umgesetzte Veränderungen sind erwiesenermaßen meist sehr viel erfolgreicher und dauerhafter als ein abrupter Wechsel im Lebensstil.

Gesunde Ernährung

Im Zentrum einer gesunden Ernährung steht die Aufgabe, den Körper mit allem zu versorgen, was er benötigt. Es geht nicht darum, eine weitere Diät zu machen – vielmehr ist eine ausgewogene Ernährung gefragt, bei welcher auch der Genuss nicht zu kurz kommt. Der Abbildung unten und den Empfehlungen auf den nächsten Seiten können Sie entnehmen, welche Lebensmittel in welchem Maße auf dem Speiseplan stehen sollten. Die Ernährungspyramide ist an die Empfehlungen der Deutschen Gesellschaft für Ernährung (DGE) angelehnt.

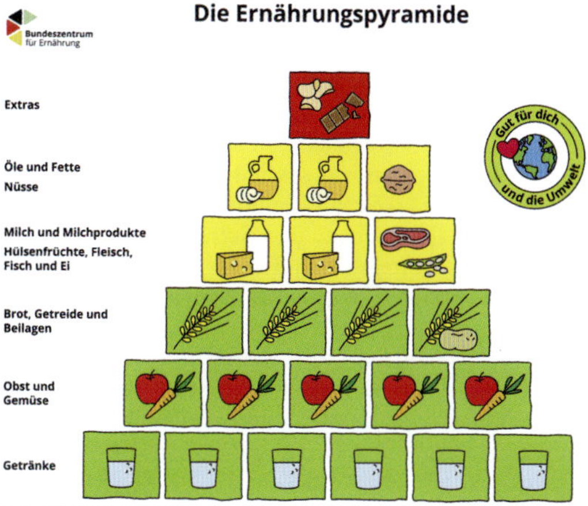

Quelle: BZfE / BLE ; Stand 2024

Die Basis der täglichen Ernährung bilden Getränke, Gemüse, Obst, Vollkornprodukte und Nüsse. Milch(produkte), pflanzliche Eiweißprodukte sowie Fleisch, Fisch und Eier ergänzen den Speiseplan, sind aber nicht Hauptbestandteil der Mahlzeiten. Fette (Butter, Pflanzenöle etc.) sowie Gebäck, Süßigkeiten, Snacks und Fastfood sollten nur in kleinen Mengen konsumiert und möglichst in die Mahlzeiten integriert werden. Auf den Konsum von Alkohol sollte möglichst verzichtet werden.

Wie viel wovon?

Die folgenden Verzehrsempfehlungen für die unterschiedlichen Lebensmittelgruppen sollen Ihnen als Orientierung dienen. Die angegebenen Mengen sind Tagesdurchschnitte und nicht als tägliches »Pflichtprogramm« zu sehen. Versuchen Sie, im Durchschnitt einer Woche nicht über diese Mengen hinauszukommen, und stellen Sie sich anhand dieser Rahmenbedingungen Ihre eigene abwechslungsreiche Ernährung zusammen.

- Getränke: mindestens 1,5 Liter pro Tag, besser sind 2 Liter pro Tag, bei Bedarf (etwa bei sportlicher Betätigung) entsprechend mehr. Mineralwasser, Leitungswasser und milder Kräutertee sind gute Durstlöscher. Von Kaffee und schwarzem Tee können bis zu 4 Tassen zur aufgenommenen Flüssigkeitsmenge dazugezählt werden. Softdrinks wie Limonaden und Fruchtsaft- und Wellnesgetränke sowie Milch und Milchmischgetränke zählen aufgrund ihres hohen Nährstoffgehaltes nicht zu den Getränken, sondern zu den Nahrungsmitteln. Auch Alkohol können Sie nicht zur täglichen Flüssigkeitsmenge hinzurechnen.
- Gemüse und Obst: »5 am Tag« ist ein bekannter und bewährter Slogan. Konkret bedeutet dies, über den Tag verteilt drei Handvoll Gemüse, wie Rohkost, Salate, schonend gegartes Gemüse, und zwei Handvoll frisches Obst zu essen (am besten täglich frisch einkaufen und regionale Produkte bevorzugen). In der Summe sind dies etwa 200–250 Gramm Obst und 300–400 Gramm Gemüse pro Tag. Sie enthalten reichlich lebenswichtige Nährstoffe, also Vitamine und Mineralien, sekundäre Pflanzenstoffe und Ballaststoffe, daher sind sie unverzichtbar für den Körper, den Stoffwechsel und damit für unsere Gesundheit. Sorgen Sie für möglichst viel Abwechslung, was die Sorten betrifft.

- Brot, Beilagen und Getreide: Diese Lebensmittel sättigen gut und nachhaltig. Bevorzugen Sie Vollkornprodukte, die vitalstoffreicher sind und länger satt machen. Folgende Mengen sind pro Tag zu empfehlen: eine Beilage, etwa Kartoffeln, Vollkornnudeln oder -reis, Hirse, Quinoa, von rund 150 Gramm (bezogen auf den gekochten Zustand), ca. 2 Scheiben bzw. 150 Gramm Brot und eine Portion Müsli oder Cornflakes. Zusätzlich 1x in der Woche eine Portion Hülsenfrüchte.
- Milch und Milchprodukte liefern wertvolles Eiweiß und reichlich Vitamine und Mineralstoffe wie Kalzium und Kalium. Sie können aber auch viel Fett oder, in Zubereitungen, reichlich Zucker enthalten. 2 Portionen werden pro Tag empfohlen, z. B. eine Portion Joghurt 150 Gramm und 1 Scheibe Käse, bevorzugen Sie Naturprodukte.
- Fisch, Fleisch, Eier und Wurst höchstens einmal pro Tag. Bevorzugen Sie magere Sorten. Bei Seefischen sollten Sie allerdings auch mal zu den fettreicheren greifen, denn sie liefern die wichtigen ungesättigten Omega-3-, Omega-6- und Omega-9-Fettsäuren. Als Vegetarier erhalten Sie Eiweiß und andere wichtige Nährstoffe über Sojaprodukte, Hülsenfrüchte und größere Mengen Käse, Milchprodukte oder Eier.
- Pflanzliche Öle, Nüsse, Streichfett, Kochfett: Hier gilt es auf hochwertige, reine Fette zu achten. Fett verfeinert zwar als Geschmacksträger die Gerichte, es reichen jedoch kleine Mengen aus, pro Tag ca. 30–40 Gramm (das entspricht z. B. 3 Esslöffel Öl + 1 Esslöffel Butter + 5 Nüsse). Bevorzugen Sie reine pflanzliche Öle und Nüsse.
- Süßes und Snacks bilden die Spitze der Pyramide. Diese Lebensmittel sind für uns Genussmittel, meist fettig und/oder süß, mit wenig Nährstoffen, dafür mit vielen Kalorien. Versuchen Sie, nicht mehr als einen Riegel Schokolade, ein Stück Kuchen und dies nicht tagtäglich zu genießen.

Metabolisches Syndrom – was ist das?

Metabolismus ist der Fachbegriff für den Stoffwechsel, also Aufnahme, Transport und chemische Umwandlung sowie Abtransport von Stoffen im Organismus. Als Syndrom bezeichnet man das gemeinsame Auftreten verschiedener Gesundheitsrisiken und Krankheiten. Zu stoffwechselbedingten Erkrankungen gehören Übergewicht (Adipositas), Insulinresistenz, Diabetes Typ II, Fettstoffwechselstörungen, Bluthochdruck, nicht alkoholische Fettleber (NAFLD) und teilweise auch Gicht (Hyperurikämie). Gegen diese »Volkskrankheiten« lässt sich mit der richtigen Lebensmittelauswahl, dem richtigen Ernährungsverhalten und ausreichend Bewegung sehr viel tun.

Das »tödliche Quartett«

Beim gemeinsamen Auftreten von mehr als drei der oben genannten Erkrankungen spricht der Arzt vom metabolischen Syndrom. Bereits einzeln stellen diese Krankheiten eine gesundheitliche Gefahr dar, in Kombination sind sie der größte Risikofaktor für Arteriosklerose (Gefäßverkalkung) und Herz-Kreislauf-Erkrankungen. Kommen zu einem hohen Blutdruck und einer entsprechenden erblichen Veranlagung noch falsche Ernährungsgewohnheiten, Übergewicht und Diabetes Typ II hinzu, steigt das Risiko dramatisch an. Aus diesem Grund wird das metabolische Syndrom auch »tödliches Quartett« genannt.
Die Erkrankungen verlaufen anfangs beschwerdefrei und ohne akute Symptome. Mithilfe der folgenden Informationen und Tabellen können Sie für sich persönlich ein-

schätzen, ob Sie bereits betroffen sind und wie eine ausgewogene Ernährung und genug Bewegung das Risiko minimieren und somit auch präventiv wirken können.

Definition metabolisches Syndrom

	Frauen	Männer
Taillenumfang	≥ 80 cm	≥ 94 cm
HDL-Cholesterin	‹ 50 / › 60 mg/dl	‹ 40 / › 60 mg/dl
Triglyzeride	› 150 mg/dl	› 150 mg/dl
Blutdruck	› 130/85 mm HG	› 130/85 mm HG
Nüchternblutzucker	› 100 mg/dl	› 100 mg/dl
LDL-Cholesterin	› 115 mg/dl	› 115 mg/dl
Non- HDL-Cholesterin	› 123 mg/dl	› 123 mg/dl

Übergewicht und die Folgen

Die Zahl der Übergewichtigen nimmt zu. In Deutschland sind bereits ca. 70 % der erwachsenen Männer übergewichtig (ihr BMI liegt über 25) und etwa 18 % adipös (mit einem BMI über 30). Bei den Frauen sind ca. 55% übergewichtig und 23 % adipös. Auch bei Kindern und Jugendlichen steigen die Zahlen kontinuierlich an. Mittlerweile ist nachgewiesen, dass das Bauchfett (»Apfeltyp« oder abdominaler Typ) gefährlicher ist als Fettdepots an Hüfte und Oberschenkeln (»Birnentyp«). Durch eine Reduktion des Körperfettanteils durch eine dauerhafte Ernährungsumstellung sowie ausreichend Bewegung sinkt das Risiko für alle Grundkrankheiten deutlich. Die folgende Berechnung hilft, das eigene Gewicht zu beurteilen:

Body Mass Index (BMI)

$$\text{BMI} = \frac{\text{Gewicht in kg}}{(\text{Körpergröße in m})^2} = \frac{\text{Gewicht in kg}}{\text{Körpergröße in m} \times \text{Körpergröße in m}}$$

BMI = Körpergewicht : (Körpergröße in m)^2	BMI < 19	Untergewicht
	BMI 19–25	Normalgewicht
Beispiel: 70 kg : (1,65 m · 1,65 m) = 25,7	BMI 25–30	Übergewicht
	BMI > 30	Adipositas

Neben der Beurteilung des Gewichts ist es außerdem wichtig zu wissen, aus welchen Anteilen (Muskeln, Fett, Wasser) unser Körper besteht. Die empfohlenen Werte finden Sie auf den Internetseiten der Krankenkassen. Die handelsüblichen Körperfettpersonenwaagen messen wenig zuverlässig; genauere Auskunft gibt etwa die Bioelektrische Impedanz-Analyse (BIA). Fragen Sie bei Ihrem Hausarzt, Ihrem Heilpraktiker oder einer Ernährungsberatung danach. Da das Fett am Bauch gefährlicher ist als an den Hüften und Oberschenkeln, reicht es jedoch oft aus, den Taillenumfang zu messen:

	Frauen	Männer
normal	bis 80 cm	bis 94 cm
erhöhtes Risiko	> 80 cm	> 94 cm
hohes Risiko (androide Fettverteilung, Bauchfettleibigkeit)	> 88 cm	> 102 cm

Gemessen wird mit dem Maßband auf Höhe des Bauchnabels.

Übergewicht führt zu einer Vielzahl von Erkrankungen bzw. begünstigt diese, etwa Störungen im Kohlenhydratstoffwechsel, Herz-Kreislauf-Erkrankungen, Karzinome, hormonelle Störungen, degenerative Erkrankungen der Wirbelsäule, Gelenkbeschwerden bis hin zu psychosozialen Konsequenzen wie zum Beispiel weniger soziale Kontakte. Grundsätzlich benötigen wir heute durch unseren vorwiegend sitzenden Lebensstil deutlich weniger Energie als noch vor 50 Jahren. Es ist jedoch nicht sinnvoll, allein die tägliche Kalorienmenge zu senken. Vielmehr sollten wir die Qualität unserer Nahrung steigern und uns wieder mehr bewegen.

So nehmen Sie erfolgreich und nachhaltig ab:

- Vermeiden Sie einseitige Diäten und Crashkuren (unter 1200 kcal pro Tag).
- Versuchen Sie, Ihren BMI (siehe Seite 9) stabil zu halten. Achten Sie auf die Altersgrenze beim BMI.
- Nehmen Sie reichlich Ballaststoffe zu sich; haushalten Sie dagegen mit Fett und Fettreichem.
- Achten Sie auf versteckte Fette und versteckten Zucker in Wurst und Fertiggerichten, in Milchprodukten, Müslimischungen, Gebäck, Snacks und Fastfood.
- Essen Sie viel Gemüse, Obst, Vollkornprodukte.
- Trinken Sie mindestens 2 Liter kalorienarme Getränke (Wasser, Saftschorlen Mischung 1:3, Früchte- und Kräutertees) pro Tag. Alkohol, Softdrinks, Limonaden und Wellnessgetränke sind dagegen mäßig zu genießen.
- Ideal: drei Hauptmahlzeiten zu festen Tageszeiten.
- Bewegen Sie sich im Alltag mehr, treiben Sie Sport.
- Bei einem BMI über 30 sollten Sie sich vorbeugend von Ihrem Hausarzt untersuchen lassen.

Achten Sie darauf, Ihr Gewicht langsam und moderat zu senken. Bei Crashkuren, die einen hohen Gewichtsverlust versprechen, beruht die Gewichtsabnahme vor allem auf dem Verlust von Wasser und Muskulatur. Außerdem versorgen diese Diäten Sie nicht ausreichend mit Nährstoffen. Nach der Diät steigt das Gewicht meist wieder deutlich an (Jo-Jo-Effekt). Viele Untersuchungen haben gezeigt, dass eine moderate Gewichtsabnahme von 10 % des Ausgangsgewichts pro Jahr und eine Reduktion von ca. 500 kKalorien am nachhaltigsten sind und die Risiken deutlich senken.

WICHTIG

Wenn Sie unter Gicht leiden, ist es ratsam, langsam abzunehmen und nicht zu fasten. Durch Fasten erhöhen sich die Harnsäurewerte im Blut, und die Wahrscheinlichkeit von Gichtanfällen steigt deutlich an!

Typ-II-Diabetes

Diese Form des Diabetes wurde jahrelang als Altersdiabetes bezeichnet. Mittlerweile sind aber auch immer mehr junge Menschen, sogar Kinder, davon betroffen. Beim metabolischen Syndrom ist jedoch nicht erst der Typ-II-Diabetes von Bedeutung, sondern bereits die sogenannte Insulinresistenz.
Das Hormon Insulin wird in den Betazellen der Bauchspeicheldrüse gebildet. Es öffnet den im Blut kursierenden Zuckermolekülen den Weg in die Zellen, wodurch der Blutzuckergehalt wieder sinkt. Eine Insulinresistenz entsteht – aufgrund genetischer Veranlagung und/oder Übergewicht, vor allem Fettansammlungen am Bauch –, wenn die Körperzellen nicht mehr so gut auf das ausgeschüttete Insulin reagieren. Die Bauchspeicheldrüse produziert daraufhin immer mehr Insulin, jedoch kann der Zucker (Glukose) nicht mehr komplett in die Zellen gelangen (Insulinresistenz), weil der »Schlüssel« Insulin nicht mehr ins »Schloss«, die Insulinrezeptoren der Zellen, passt. Die Betazellen produzieren in der Folge immer mehr Insulin, und die Bauchspeicheldrüse wird zu Höchstleistungen angeregt – dennoch können die Blutzuckerspitzen nach den Mahlzeiten nicht mehr abgefangen werden. Jetzt spricht der Arzt von einer gestörten Glukosetoleranz.
Nach einigen Jahren entwickelt sich der Typ-II-Diabetes: Die Blutzuckerwerte sind sowohl im nüchternen Zustand als auch nach den Mahlzeiten dauerhaft erhöht. Erst jetzt wird meist erkannt, was im Körper vorgeht, und der Arzt diagnostiziert Typ-II-Diabetes. Die Betroffenen sind oft schon lange übergewichtig und haben Fettstoffwechselstörungen wie einen erhöhten Cholesterinspiegel.
Beim Diabetes Typ II sind vor allem die Folgeschäden gefährlich. Sie entwickeln sich meist schleichend und unbemerkt: Augenerkrankungen, Nierenschäden, Durchblutungsstörungen und Herz-Kreislauf-Erkrankungen, die durch Schäden an den Blutgefäßen hervorgerufen sind.

Da eine Insulinresistenz schwer zu erkennen ist, sollten Sie ab dem 40. Lebensjahr mindestens 2 x jährlich Ihre Blutzuckerwerte im nüchternen Zustand **und** nach einer Mahlzeit kontrollieren lassen. Haben Sie Übergewicht und sind in Ihrer Familie Eltern oder Großeltern Typ-II-Diabetiker, sollten Sie Ihre Werte monatlich kontrollieren.

INFO

Der normale Blutzuckerwert liegt im nüchternen Zustand bei $<$ 100 mg/dl, 2 Stunden nach den Mahlzeiten (postprandial) bei $<$ 140 mg/dl. Eine gestörte Glukosetoleranz zeigt sich in postprandialen Werten zwischen 140 mg/dl und 200 mg/dl. Diabetes liegt vor, wenn die Werte nüchtern bei $>$ 100 mg/dl liegen, nach den Mahlzeiten bei $>$ 200 mg/dl.

Folgende Empfehlungen helfen dabei, eine Insulinresistenz und Typ-II-Diabetes zu vermeiden:

- Nehmen Sie moderat und langsam ab, wenn Ihr BMI (siehe Seite 9) über 25 liegt.
- Versuchen Sie Ihr Gewicht stabil zu halten. Dies ist erheblich besser, als nach einer Diät wieder zuzunehmen, um dann die nächste zu starten (Jo-Jo-Effekt).
- Wie zahlreiche Studien belegen konnten, hat bereits eine Gewichtsabnahme von 10 Kilogramm einen deutlichen positiven Einfluss auf die Blutzuckerwerte.
- Sportliche Bewegung 3- bis 5-mal pro Woche über eine halbe Stunde ist ideal.
- Eine ausgewogene Vollwerternährung mit Schwerpunkt auf pflanzlichen Lebensmitteln, fettarmen Milchprodukten und weniger Wurst und Fleisch senkt das Diabetesrisiko ebenfalls deutlich.
- Bei der Ernährung ist außerdem auf einen moderaten Fettkonsum zu achten: weniger gesättigte Fettsäuren (tierische Lebensmittel), mehr einfach und mehrfach ungesättigte Fettsäuren (Pflanzenöle, Nüsse, Seefisch).

Fettstoffwechselstörungen – Cholesterin und Triglyzeride

Sowohl schlechte Cholesterinwerte als auch zu hohe Triglyzeridwerte spielen beim metabolischen Syndrom eine entscheidende Rolle. Cholesterin ist ein wichtiger Bestandteil der Körperzellen und Baustein vieler Hormone. Es wird vom Körper selbst gebildet, und wir nehmen es zusätzlich über unsere Nahrung auf. Ein zu hoher LDL-Cholesterin-Wert ist gefährlich für die Gefäße, sie werden unelastisch und eng, Arteriosklerose wird begünstigt, die durch das metabolische Syndrom ausgelöst und/oder verstärkt wird. Außerdem beeinflusst ein erhöhter LDL-Wert die Insulinresistenz negativ. Über die Hälfte der 50-Jährigen leidet hierzulande unter einem erhöhten Cholesterinspiegel. Einerseits spielt die Veranlagung eine Rolle, andererseits aber vor allem Bewegungsmangel und eine falsche Ernährung.

»Gutes« und »schlechtes« Cholesterin

Cholesterin ist ein lebenswichtiges Lipid. Es tritt in zwei Formen auf, die im gesunden Organismus in einer fein abgestimmten Balance vorhanden sind:

- HDL (high density lipoprotein) bringt das Cholesterin aus dem Gewebe zur Leber, wo es verarbeitet und abgebaut wird. Es nützt dem Körper, da es den Gesamtcholesterinspiegel senkt. Der Blutwert sollte bei 40 mg/dl (Männer) bzw. 50 mg/dl (Frauen) liegen.
- LDL (low density lipoprotein) transportiert das Cholesterin zu allen Zellen. Ein Überschuss kann sich an den Gefäßinnenwänden festsetzen und zu Gefäßverengungen und Arterienverkalkung führen. Der Blutwert sollte ohne Risikofaktoren (siehe Seite 8) bei < 150 mg/dl, mit Risikofaktoren bei < 115mg/dl liegen. Je niedriger der LDL-Anteil, desto besser: Das sogenannte Non-HDL am besten < 123 mg/dl.

Der Körper stellt den Großteil des Cholesterins selbst her; der Blutspiegel wird vor allem durch genug Bewegung, ergänzt durch eine geeignete Ernährung, positiv beeinflusst:

- Körperliche Aktivität 3- bis 5-mal pro Woche für mindestens 30 Minuten.
- Langsame Gewichtsabnahme, in der Folge langfristige Gewichtsstabilisierung.
- Ausgewogene, vollwertige Lebensmittelauswahl mit reichlich Gemüse, Hülsenfrüchten, Salat und Obst.
- Fettmoderater Speiseplan mit Schwerpunkt auf pflanzlichen Fetten. 2- bis 3-mal pro Woche Seefisch.
- Mäßiger Alkoholkonsum (< 10g Alkohol am Tag).

Triglyzeride – Energiespeicher im Körper

Im Fettgewebe eines Erwachsenen mit Normalgewicht sind rund acht Kilogramm Triglyzeride (Neutralfette) gespeichert, der Energiebedarf für ca. 40 Tage. Triglyzeride bestehen aus einem Glyzerinmolekül, das mit drei Fettsäuren verknüpft ist. Es gibt gesättigte, einfach und mehrfach ungesättigte Fettsäuren. Die eher ungesunden gesättigten Fette kommen vor allem in tierischen Lebensmitteln vor, die gesünderen einfach und mehrfach ungesättigten Fettsäuren stecken in pflanzlichen Ölen, Nüssen und Seefisch.

Der Triglyzeridwert im Blut sollte bei < 150 mg/dl liegen. Mit den folgenden Maßnahmen können die Triglyzeridwerte gesenkt werden:

- Verzicht auf Alkohol – dies ist die wichtigste und oftmals schon wirksamste Maßnahme.
- Zurückhaltung bei Softdrinks, Limonaden, puren Fruchtsäften, Süßigkeiten und Fastfood.
- Moderate Fettaufnahme mit Schwerpunkt auf einfach und mehrfach ungesättigten Fettsäuren; idealerweise 2 Fischmahlzeiten pro Woche, davon 1 x Seefisch.
- Langfristige Gewichtsreduktion auf Normalgewicht.
- Körperliche Aktivität, konsequent und regelmäßig in den Alltag eingebaut.

Bluthochdruck

Bluthochdruck (Hypertonie) ist in den westlichen Industrieländern sehr verbreitet: Etwa 20% der Bevölkerung sind davon betroffen. Hauptursachen sind mangelnde Bewegung, falsche Ernährung und Übergewicht. Es können aber auch organische Ursachen wie Nieren- oder Schilddrüsenerkrankungen der Grund für den Bluthochdruck sein.

Blutdruck optimal	Blutdruck erhöht
Systolisch ‹ 129 mmHG	Systolisch › 140 mmHG
Diastolisch ‹ 80 mmHG	Diastolisch › 90 mmHG

Folgeprobleme von Bluthochdruck sind Arteriosklerose, Herzinfarkt und Schlaganfall, aber auch Nierenstörungen. Meist liegt eine erbliche Veranlagung zugrunde. Unser Alltag mit seinen Merkmalen wie Bewegungsmangel, Hektik und Stress, hastigem Essen und falschen Ernährungsgewohnheiten begünstigt den Bluthochdruck erheblich.

INFO

Die bekannte Empfehlung, bei Bluthochdruck weniger zu salzen, sollte sinnvoller lauten: Achten Sie generell auf den Salzkonsum und die Lebensmittelauswahl. Untersuchungen zeigen, dass nur jeder zweite Mensch mit erhöhtem Blutdruck salzempfindlich ist, sodass der Blutdruck bei vermindertem Salzkonsum (und dadurch verringertem Blutvolumen) sinkt. Aber auch für Menschen mit normalem Blutdruck kann eine erhöhte Salzempfindlichkeit gefährlich sein. Diese nimmt mit steigendem Lebensalter zu. Als allgemeine Empfehlung gilt eine Salzaufnahme von täglich 5–7 Gramm (einschließlich des »versteckten« Salzes in verarbeiteten Lebensmitteln). Zum Vergleich: Der tatsächliche Salzkonsum liegt hierzulande momentan bei 10–13 Gramm pro Tag.

NATRIUMGEHALT AUSGEWÄHLTER LEBENSMITTEL

- Natriumarme Lebensmittel (< 120 mg Na/100 g) sind beispielsweise Butter, Margarine, Öle, Fisch, Fleisch und Geflügel (Frischware), Eier, Obst, Obstkonserven, Gemüse, Salate, Milch, Joghurt, Quark, Getreide als Beilage, Hülsenfrüchte, Kartoffeln, Honig, Marmelade, Süßigkeiten, Mineralwässer < 20 mg Na/l, Obstsäfte.
- Lebensmittel mit mäßigem Natriumgehalt (120–400 mg Na/100 g) sind beispielsweise Fisch und Fleisch in Aspik, Gemüsekonserven, Kartoffelzubereitungen wie Püree und Knödel, Frischkäse, Hüttenkäse (körniger Frischkäse).
- Natriumreiche Lebensmittel (> 400 mg Na/100 g) sind beispielsweise Fisch- und Wurstkonserven, Wurst, gepökelte oder geräucherte Fleisch- und Fischwaren, Fertiggerichte, Tütensuppen, Sauerkraut, Käse, Brezeln, Brot, Brötchen, Cornflakes, Würzmittel, Gewürzmischungen, Brühen, Ketchup, Senf, Knabberartikel wie Chips und Flips, Salzgebäck.

Folgende Empfehlungen helfen, einen chronisch erhöhten Blutdruck günstig zu beeinflussen:

- Verminderung von Übergewicht. Pro Kilogramm Gewichtsabnahme ist mit einer Blutdruckabsenkung von 2–5 mmHG zu rechnen, bei 10 Kilogramm Gewichtsabnahme können es bis zu 50 mmHG sein!
- Fettarme Ernährung mit gezielter Lebensmittelauswahl (siehe Kasten oben).
- Meiden Sie versteckte Fette (gesättigte Fettsäuren) in Fleisch- und Wurstwaren, Milch und Käse, Gebäck, Süßigkeiten und Knabberartikeln.
- Bevorzugen Sie pflanzliche Fette wie Rapsöl, Olivenöl, Sojaöl, Walnussöl und Leinöl; wechseln Sie hierbei öfter einmal die Sorte.

- Drei Portionen Gemüse und zwei Portionen Obst pro Tag liefern Ihrem Körper ausreichend Kalium, das zur Senkung des Blutdrucks beiträgt. (Bei Nierenerkrankungen und der Einnahme von Blutverdünnungsmitteln sprechen Sie bitte mit Ihrem Arzt.) Außerdem wirken reichlich Ballaststoffe aus Vollkornprodukten und Gemüse günstig auf den Blutdruck.
- Zwei bis drei Portionen Kaltwasserfisch pro Woche, etwa Thunfisch, Sardine, Lachs, Makrele oder Hering, beeinflussen den Blutdruck ebenfalls positiv.
- Alkohol erhöht den Blutdruck. Beschränken Sie Ihren täglichen Alkoholkonsum – wenn Sie eine Frau sind, auf unter 15 Gramm (¼ l Bier oder ⅛ l Wein), wenn Sie ein Mann sind, auf unter 30 Gramm Alkohol (ca. 0,5 l Bier oder 0,25 l Wein).

TIPP

Eine »Halbe« Bier (0,5 l) enthält rund 20 g Alkohol; der Gehalt variiert dabei je nach Sorte. Etwa die gleiche Menge Alkohol ist enthalten in einem Glas (0,2 l) Wein oder Sekt. Spirituosen enthalten pro Schnapsglas (2 cl) rund 7 g Alkohol. Laut der WHO 2024 ist Alkohol generell schädlich. Genießen Sie daher so wenig Alkohol wie möglich.

- Sind Sie Raucher? Nikotin führt zu einer Verengung der Gefäße, und damit steigt der Blutdruck. Versuchen Sie sich das Rauchen abzugewöhnen. Erkundigen Sie sich bei Ihrer Krankenkasse und/oder Ihrem Hausarzt nach Raucherentwöhnungsprogrammen.
- Aufregung und Stress führen zur Adrenalinausschüttung, diese wiederum hebt den Blutdruck. Adrenalin wird am besten über körperliche Betätigung, idealerweise regelmäßiges Ausdauertraining, abgebaut. Entspannungsmethoden wie autogenes Training, Qi Gong, Tai Chi oder Yoga helfen ebenfalls, den Druck abzubauen.

Hyperurikämie und Gicht

Von Hyperurikämie sprechen die Mediziner, wenn der Harnsäurespiegel im Blut über den normalen Wert hinaus erhöht ist. Als Folge von zu viel Harnsäure bilden sich Harnsäurekristalle, die sich in Gelenken ablagern können; es kommt zu entzündlichen Gelenkerkrankungen, der Gicht. Die Hyperurikämie ist oft mit dem metabolischen Syndrom und seinen Folgeerkrankungen verbunden.
Harnsäure ist ein Abbauprodukt von Purinen, die im Zellkern vorkommen. Bei der Verstoffwechselung von Lebensmitteln oder körpereigenen Zellen wird Harnsäure gebildet, diese wird im gesunden Organismus in die Niere transportiert und über den Harn ausgeschieden.
Einer erhöhten Harnsäurekonzentration im Blut liegt meist eine erbliche Veranlagung zugrunde; der Körper kann die Harnsäure nicht ausreichend abbauen, oder die Niere kann sie nicht im erforderlichen Maße ausscheiden. Ganz selten wird auch vermehrt Harnsäure im Körper gebildet. Die meisten Gichtanfälle haben eine Hyperurikämie als Ursache. Jedoch folgt nicht aus jeder Hyperurikämie eine Gicht, dies ist abhängig von der persönlichen Ernährung und individuellen Disposition.

Harnsäure gelangt über zwei Wege ins Blut: Ein Großteil stammt aus der körpereigenen Produktion als Endprodukt des Eiweißstoffwechsels, ein geringerer Teil wird über die Aufnahme purinreicher Lebensmittel und deren Verstoffwechselung im Körper gebildet. Wenn die Ausscheidung gestört ist oder zu viel Harnsäure im Blut kursiert, kann die Harnsäure die Gefäßinnenwände schädigen, es können sich Harnsteine bilden, welche sich unter Umständen an Gelenken und Organen festsetzen.
Früher galt Gicht als Krankheit der Reichen: Purine finden sich vor allem in tierischen Lebensmitteln, und nur die Wohlhabenden konnten sich eine tägliche Fleischmahlzeit leisten.

In der heutigen Zeit können wir billige Fleischprodukte in Hülle und Fülle und an jeder Ecke erstehen. Deshalb ist es kaum verwunderlich, dass etwa 20 % der Männer und 3 % der Frauen hierzulande unter einem erhöhten Harnsäurespiegel, dem Auslöser von Gicht, leiden. Da Alkohol die Ausscheidung von Harnsäure über die Niere hemmt, steigen die Harnsäurewerte im Blut bei hohem Fleischverzehr und gleichzeitigem täglichen Alkoholkonsum (vor allem von Bier) noch stärker an.
Bei entsprechender Veranlagung kann die Niere die anfallende Harnsäure nicht mehr in der nötigen Menge ausscheiden, zudem wird der Purinstoffwechsel des Körpers häufig in seiner Funktion beeinträchtigt. Bei einem zu hohen Harnsäurespiegel im Blut fällen Harnsäurekristalle aus und lagern sich unter anderem in den Gelenken ab, dies führt zu sehr schmerzhaften Entzündungen. Werden erhöhte Harnsäurespiegel und die daraus resultierende Gicht nicht erkannt, kann es neben den Gelenkablagerungen zu Nierensteinen (Harnsäureablagerungen in der Niere) und Gichtknoten (im Gewebe der Haut) kommen.

INFO

Als normal zu bezeichnende Harnsäurewerte im Blut liegen bei < 7,0 mg/dl (Männer) bzw. < 6,0 mg/dl (Frauen). Von erhöhten Harnsäurewerten spricht man, wenn die Konzentration bei > 9 mg/dl liegt (Männer und Frauen); ab diesem Wert bilden sich Harnsäurekristalle.

Bei erhöhten Harnsäurewerten im Blut ist unbedingt eine Ernährung zu empfehlen, die arm an Purinen ist. Gleichzeitig wirkt eine Ernährungsweise, wie sie auf der nächsten Seite beschrieben ist, im Körper alkalisierend, also basenbildend und säureabbauend, was einer Hyperurikämie ebenfalls entgegenwirkt.
Auf Seite 90 finden Sie Buchtipps zum Weiterlesen.

TIPP

Purinarme Lebensmittel sind beispielsweise Kartoffeln, Vollkorngetreide, Reis, Nudeln, Gemüse (außer die unten genannten Sorten), Obst, Nüsse (außer Erdnüsse) sowie Milch, Milchprodukte und Eier.
Purinreiche Lebensmittel sind vor allem Innereien, die Haut vom Geflügel, Ölsardinen, Sprotten, Sardellen, Hülsenfrüchte sowie auch Brokkoli, Blumenkohl, Rosenkohl, Spinat und Spargel.

Generell sind bei erhöhten Harnsäurewerten folgende Empfehlungen sinnvoll:

- Normalgewicht anstreben, Gewicht stabil halten. Keine strengen Diäten zum Gewichtsabbau! Fastenkuren und kohlenhydratarme Diäten fördern die Bildung sogenannter Ketonkörper, welche die Ausscheidung von Harnsäure über die Niere hemmen; erhöhte Harnsäurewerte sind die Folge.
- Regelmäßige, moderate körperliche Aktivität – aber keine Extremaktivitäten.
- Alkohol meiden. Alkohol hemmt die Ausscheidung der Harnsäure über die Niere und erhöht die Freisetzung von Purinen im Blut, beides kann zu Gichtanfällen führen. Bier (auch alkoholfreies) hat die stärksten Auswirkungen, da es selbst auch noch Purine enthält.
- Regelmäßiges Essen, möglichst wenig ausschweifende Mahlzeiten.
- Pflanzenbetonte Ernährung mit fettarmen Milchprodukten und wenig Fleisch- und Wurstwaren.
- Maximal 1-mal pro Tag etwas Fleisch, Fisch, Wurst oder Hülsenfrüchte. Zu viel Eiweiß (vor allem tierisches) in der Ernährung hemmt die Ausscheidung der Harnsäure über die Niere.
- Trinken Sie 2–3 Liter pro Tag, idealerweise kaliumreiche Mineralwässer, Tee und verdünnte Zitrussäfte.

Lebensmitteltabellen

Bei jeder der nun folgenden, nach Lebensmittelgruppen sortierten Tabellen finden Sie eine kurze Information, welche sich speziell auf diese Lebensmittel bezieht. Die jeweils empfohlenen Mengen richten sich nach dem Ernährungskreis der Deutschen Gesellschaft für Ernährung (DGE) und der Ernährungspyramide (siehe Grafik Seite 5).

Das Ampel-Bewertungssystem

Die in den Tabellen aufgeführten Lebensmittel sind nach dem Ampelprinzip gekennzeichnet:
● Diese Nahrungsmittel sind bei Beachtung der jeweiligen Menge für eine gesunde und ausgewogene tägliche Ernährung empfehlenswert.
● Diese Nahrungsmittel sind bei Beachtung der Menge für die persönliche Ernährung eingeschränkt geeignet; sie sollten nicht täglich verzehrt werden.
● Diese Lebensmittel sind auch bei Beachtung der Menge für die gesunde Ernährung wenig geeignet und sollten nur selten und in kleinen Portionen verzehrt werden.

Liegen bei Ihnen mehrere in diesem Kompass beschriebene Krankheiten gleichzeitig vor, gilt immer die stärkste Einschränkung. Haben Sie vom Arzt oder einer Ernährungsfachkraft einen individuellen Ernährungsplan erhalten, gilt selbstverständlich dieser als Grundlage. Bitte sprechen Sie Ihre individuellen Wünsche direkt mit ihnen ab.

Die Angaben in den Tabellen beziehen sich auf Lebensmittelmengen, die üblicherweise verzehrt werden, statt auf die meist eher unrealistischen 100-Gramm-Portionen.

Die Beurteilung der Waren bezieht sich auf die im Handel angebotenen Lebensmittel. Es sind Durchschnittswerte, da bei natürlichen Lebensmitteln bzw. Grundprodukten die Inhaltsstoffe Schwankungen unterliegen.
Bei den Fertiggerichten sind Standardrezepte zugrunde gelegt, die natürlich regionalen und geschmacklichen Schwankungen unterliegen. Diese Beurteilungen können nur Anhaltspunkte darstellen.

Getreide und Getreideprodukte

Sie bilden die Grundlage der Energieversorgung unseres Körpers. Einige Hinweise zu dieser Lebensmittelgruppe:

- Bevorzugen Sie bei allen getreidehaltigen Produkten jeweils möglichst die Vollkornvarianten.
- Essen Sie diese Lebensmittel hauptsächlich in Verbindung mit eiweißreichen Lebensmitteln und Gemüse.
- Bei Übergewicht sind allgemein etwas geringere Mengen an Getreide(produkten) zu empfehlen.
- Bei Diabetes ist vor allem auf die sogenannten schnellen Kohlenhydrate zu achten. Diese sind in Zucker und in stark ausgemahlenem Mehl, also in hellen Brot- und Brötchensorten enthalten, aber auch in süßen Gebäcksorten und Kuchen. Achten Sie auch auf Milchprodukte mit Frucht, auf Fastfood, salzige Snacks und Wellnessgetränke, und nicht mehr als 40g Zucker pro Tag.
- Auch bei Fettstoffwechselstörungen (erhöhte Triglyzeridwerte, siehe Seite 15) spielen die schnellen Kohlenhydrate eine wichtige Rolle, daher sollten Sie Weißmehlprodukte selten verzehren. Vollkornprodukte dagegen beeinflussen den Cholesterinspiegel positiv durch ihren hohen Ballaststoffanteil.
- Bei Bluthochdruck achten Sie bitte auf einen moderaten bis niedrigen Salzgehalt bei Backwaren und Broten. Ihr Bäcker kann Ihnen darüber Auskunft geben.

Lebensmittel (üblicherweise verzehrte Portion)	Übergewicht	Diabetes	Fettstoffwechsel	Bluthochdruck	Gicht

Getreide(produkte)

Lebensmittel	Übergewicht	Diabetes	Fettstoffwechsel	Bluthochdruck	Gicht
Amaranth	grün	grün	grün	grün	grün
Buchweizen, Korn	grün	grün	grün	grün	grün
▪ Grieß, Grütze	grün	gelb	gelb	grün	grün
▪ Vollmehl	grün	grün	grün	grün	grün
Couscous	grün	gelb	gelb	grün	grün
Dinkel, Korn	grün	grün	grün	grün	grün
▪ Mehl Typ 400	gelb	gelb	gelb	grün	grün
▪ Vollkornmehl	grün	grün	grün	grün	grün
Gerste, Korn	grün	grün	grün	grün	grün
▪ gekocht	gelb	gelb	gelb	grün	grün
▪ Flocken	grün	grün	grün	grün	grün
▪ Graupen	gelb	gelb	gelb	grün	grün
▪ Grieß	gelb	gelb	gelb	grün	grün
Grünkern, Korn	grün	grün	grün	grün	grün
Hafer, Korn	grün	grün	grün	grün	grün
▪ Flocken	grün	grün	grün	grün	grün
▪ Grieß, Grütze	gelb	gelb	grün	grün	grün
▪ Vollmehl	grün	grün	grün	grün	grün
Hirse, Korn	grün	grün	grün	grün	grün
▪ Flocken	grün	grün	grün	grün	grün
Kartoffelstärke	gelb	gelb	gelb	grün	grün
Mais, Korn	grün	grün	grün	grün	grün
▪ Grieß (Polenta)	gelb	gelb	grün	grün	grün
▪ Stärke	gelb	gelb	gelb	grün	grün
Paniermehl (Semmelbrösel)	gelb	gelb	gelb	grün	grün
Quinoa	grün	grün	grün	grün	grün
Reis, Vollkorn	grün	grün	grün	grün	grün
▪ geschält (Instant)	gelb	gelb	gelb	grün	grün
▪ parboiled	grün	grün	grün	grün	grün

Lebensmittel (üblicherweise verzehrte Portion)	Übergewicht	Diabetes	Fettstoffwechsel	Bluthochdruck	Gicht
Roggen, Korn	🟢	🟢	🟢	🟢	🟢
■ Flocken	🟢	🟢	🟢	🟢	🟢
■ Mehl Typ 815	🟢	🟡	🟢	🟢	🟢
■ Schrot	🟢	🟢	🟢	🟢	🟢
■ Vollkornmehl	🟢	🟢	🟢	🟢	🟢
Weichweizen (Ebly)	🟡	🟡	🟢	🟢	🟢
Weizen, Korn	🟢	🟢	🟢	🟢	🟢
■ Flocken	🟢	🟢	🟢	🟢	🟢
■ Grieß	🟢	🟡	🟢	🟢	🟢
■ Kleie	🟢	🟢	🟢	🟢	🟢
■ Mehl Typ 405	🟡	🟡	🟡	🟢	🟢
■ Schrot	🟢	🟢	🟢	🟢	🟢
■ Stärke	🟡	🟡	🟡	🟢	🟢
■ Vollkornmehl	🟢	🟢	🟢	🟢	🟢

Brot und Backwaren

Lebensmittel	Übergewicht	Diabetes	Fettstoffwechsel	Bluthochdruck	Gicht
Baguette/-brötchen	🔴	🔴	🟡	🟡	🟢
■ Vollkorn	🟢	🟢	🟢	🟡	🟢
Bauernbrot	🟡	🟡	🟢	🟡	🟢
■ Urkorn	🟡	🟡	🟢	🟡	🟢
Brezel, Laugenbrezel	🟡	🔴	🟢	🔴	🟢
■ Dinkelvollkorn, mit Sesam	🟢	🟡	🟡	🟡	🟢
■ Vollkorn, mit Sesam	🟢	🟡	🟢	🟡	🟢
■ Weißmehl, mit Sesam	🟡	🔴	🟢	🟡	🟢
Ciabatta	🟡	🔴	🟡	🟡	🟢
■ mit Kräutern	🟡	🟡	🟢	🟡	🟢
■ mit Oliven	🟡	🟡	🟡	🟡	🟢
Dinkelbrot	🟡	🟡	🟢	🟡	🟢
■ Vollkorn	🟢	🟢	🟢	🟡	🟢
Dinkelbrötchen	🟡	🟡	🟢	🟡	🟢
Dinkeltoast	🟡	🟡	🟡	🟡	🟢

Lebensmittel (üblicherweise verzehrte Portion)	Übergewicht	Diabetes	Fettstoffwechsel	Bluthochdruck	Gicht
Eiweißbrot	grün	grün	grün	grün	grün
Finnenbrot	grün	grün	grün	gelb	grün
Fladenbrot	gelb	gelb	gelb	gelb	grün
▪ Vollkorn	grün	grün	grün	gelb	grün
Grahambrot/-brötchen	grün	grün	grün	gelb	grün
Graubrot	gelb	gelb	grün	gelb	grün
Hafervollkornbrot	grün	grün	grün	gelb	grün
Hirsebrot (glutenfrei)	gelb	gelb	grün	gelb	grün
Knäckebrot	gelb	gelb	grün	gelb	grün
▪ Fellini	gelb	gelb	gelb	gelb	grün
▪ mit Amaranth	gelb	gelb	grün	gelb	grün
▪ mit Milch	gelb	grün	gelb	gelb	grün
▪ mit Saaten	gelb	grün	gelb	gelb	grün
▪ Roggen, mit Ballaststoffen	grün	grün	grün	gelb	grün
▪ Vollkorn	grün	grün	grün	gelb	grün
Kommissbrot	grün	grün	grün	gelb	grün
Korn an Korn	grün	grün	grün	gelb	grün
Körnerbrot (glutenfrei)	grün	grün	grün	gelb	grün
Kornspitz	grün	grün	grün	gelb	grün
Kümmelstangen	gelb	gelb	grün	rot	grün
Kürbiskernbrot/-brötchen	gelb	gelb	grün	gelb	grün
Leicht & Cross Knäckebrot	gelb	rot	grün	gelb	grün
Leinsamenbrot (Weißbrot)	gelb	rot	grün	gelb	grün
Low Carb Brot	grün	grün	grün	grün	grün
Maisbrot (glutenfrei)	gelb	gelb	grün	gelb	grün
Mehrkornbrot (Mischbrot)	gelb	gelb	grün	gelb	grün
Mehrkornbrötchen	gelb	gelb	grün	gelb	grün
Mehrkorn-Vollkornbrot	grün	grün	grün	gelb	grün
Mohnbrötchen	gelb	gelb	grün	gelb	grün
Pitabrot	gelb	gelb	gelb	gelb	grün
Pumpernickel	gelb	gelb	grün	gelb	grün

Lebensmittel (üblicherweise verzehrte Portion)	Übergewicht	Diabetes	Fettstoffwechsel	Bluthochdruck	Gicht
Reiscracker, 7-Korn	🟡	🟡	🟡	🟡	🟢
■ natur	🟡	🟡	🟢	🟡	🟢
■ Vollkorn, natur	🟢	🟢	🟢	🟡	🟢
Roggenmischbrot	🟡	🟡	🟢	🟡	🟢
Roggenvollkornbrot	🟢	🟢	🟢	🟡	🟢
Römer	🟡	🟡	🟢	🟡	🟢
Rosinenbrötchen	🟡	🔴	🟢	🟡	🟢
Schlüterbrot	🟢	🟢	🟢	🟡	🟢
Semmelknödelbrot	🟡	🟡	🟡	🟡	🟢
Sojabrot	🟢	🟢	🟢	🟡	🟢
Sonnenblumenbrot	🟡	🟡	🟢	🟡	🟢
Toastbrot	🟡	🟡	🟢	🟡	🟢
■ Butter	🟡	🔴	🟡	🟡	🟢
■ Vollkorn	🟢	🟡	🟢	🟡	🟢
Vinschgauer (Roggenmehl)	🟡	🟡	🟢	🟡	🟢
Vollkornbrot mit Körnern	🟢	🟢	🟢	🟡	🟢
Weißbrot	🟡	🔴	🟡	🟡	🟢
■ glutenfrei	🟡	🟡	🟡	🟡	🟢
Weizenbrötchen	🟡	🔴	🟡	🟡	🟢
Weizenmischbrot	🟡	🟡	🟢	🟡	🟢
Weizenvollkornbrot	🟢	🟢	🟢	🟢	🟢

Fein- und Dauerbackwaren

Lebensmittel	Übergewicht	Diabetes	Fettstoffwechsel	Bluthochdruck	Gicht
Aachener Printen	🟡	🟡	🟡	🟢	🟢
ABC-Kekse	🟡	🟡	🟢	🟢	🟢
Amerikaner	🟡	🔴	🟢	🟡	🟢
Apfelkuchen	🟢	🟡	🟢	🟢	🟢
Apfelstrudel	🟡	🟡	🟢	🟢	🟢
Baiser, Meringen	🟡	🔴	🟢	🟢	🟢
Bärentatzen	🟡	🟡	🟢	🟢	🟢
Berliner/Krapfen	🔴	🔴	🟡	🟡	🟢

Lebensmittel (üblicherweise verzehrte Portion)	Übergewicht	Diabetes	Fettstoffwechsel	Bluthochdruck	Gicht
Bienenstich	🔴	🔴	🟡	🟢	🟢
Biskuit	🟡	🟡	🟡	🟢	🟢
Biskuitrolle m. Früchten, Sahne	🔴	🔴	🔴	🟢	🟢
Blätterteig	🔴	🔴	🔴	🟡	🟢
Butterkekse	🔴	🟡	🔴	🟡	🟢
▪ leicht	🟡	🟡	🟡	🟢	🟢
▪ mit Schokolade	🔴	🔴	🔴	🟡	🟢
▪ Vollkorn	🟡	🟡	🟡	🟢	🟢
Butterkuchen	🟡	🟡	🔴	🟡	🟢
Christstollen	🟡	🟡	🟡	🟢	🟢
Croissant	🔴	🔴	🔴	🟡	🟢
▪ mit Frucht-/Schokofüllung	🔴	🔴	🔴	🟡	🟢
Diätkekse	🟡	🟡	🟢	🟢	🟢
▪ mit Schokolade	🟡	🟡	🟢	🟢	🟢
Dinkel-Tortenboden	🟢	🟡	🟢	🟢	🟢
Dominosteine	🔴	🔴	🔴	🟢	🟢
Donuts	🔴	🔴	🔴	🟢	🟢
Dresdner Stollen	🟡	🔴	🟢	🟢	🟢
Früchtebrot	🟡	🔴	🟢	🟢	🟢
Gewürzkuchen	🟡	🟡	🟢	🟡	🟢
Haferflockenkekse	🟢	🟡	🟢	🟢	🟢
Hefeteig	🟡	🟡	🟡	🟢	🟡
Käsekuchen	🟡	🟡	🟡	🟢	🟢
Käse-Sahne-Torte	🔴	🔴	🔴	🟢	🟢
Katzenzungen	🟡	🟡	🟡	🟢	🟢
Kokosmakronen	🟡	🔴	🟡	🟢	🟢
Kräcker	🟡	🟡	🟡	🔴	🟢
Lebkuchen	🟡	🟡	🟢	🟡	🟢
Löffelbiskuit	🔴	🔴	🟡	🟢	🟢
▪ zuckerarm	🟡	🟡	🟡	🟢	🟢
Mandelmakronen	🟡	🟡	🟡	🟢	🟢

Lebensmittel (üblicherweise verzehrte Portion)	Übergewicht	Diabetes	Fettstoffwechsel	Bluthochdruck	Gicht
Marmorkuchen	gelb	gelb	gelb	grün	grün
Marzipan	rot	rot	gelb	grün	grün
Mohnkuchen	gelb	rot	gelb	grün	grün
Mohnschnecke	gelb	rot	gelb	grün	grün
Mohnstollen	gelb	rot	gelb	grün	grün
Muffins	gelb	gelb	gelb	grün	grün
Müslikekse	rot	gelb	grün	grün	grün
Nussecke	gelb	gelb	gelb	gelb	grün
Nusshörnchen	gelb	rot	gelb	gelb	grün
Nusskipferl					
▪ Blätterteig	gelb	rot	rot	grün	grün
▪ Hefeteig	gelb	rot	gelb	grün	gelb
Nusskuchen	gelb	gelb	gelb	gelb	grün
Nussmakronen	gelb	rot	gelb	grün	grün
Obstkuchen					
▪ Hefeteig	grün	gelb	grün	grün	gelb
▪ Mürbeteig	gelb	gelb	gelb	gelb	grün
Pizzateig	grün	gelb	grün	gelb	grün
Plundergebäck	rot	rot	rot	gelb	grün
▪ mit Obst	gelb	rot	gelb	grün	grün
▪ mit Pudding	rot	rot	rot	gelb	grün
Printen	gelb	gelb	gelb	gelb	grün
Quarkstrudel	gelb	gelb	grün	gelb	grün
Rüblikuchen (Vollkorn)	grün	gelb	grün	gelb	grün
Rührkuchen (Guglhupf)	gelb	gelb	gelb	grün	grün
Russischbrot	grün	gelb	grün	gelb	grün
Sachertorte	rot	rot	gelb	gelb	grün
Sahnetorte	rot	rot	rot	gelb	grün
Salzstangen, Salzgebäck	gelb	gelb	gelb	rot	grün
Schokoladenkuchen, Rührteig	gelb	gelb	gelb	grün	grün
Schokoladentorte	rot	rot	rot	gelb	grün

Lebensmittel (üblicherweise verzehrte Portion)	Übergewicht	Diabetes	Fettstoffwechsel	Bluthochdruck	Gicht
Spekulatius	gelb	gelb	gelb	grün	grün
Streuselkuchen	gelb	rot	gelb	gelb	grün
Tortenboden	gelb	gelb	gelb	grün	grün
Vollkornkekse	grün	gelb	grün	grün	grün
▪ mit Soja	grün	grün	grün	grün	grün
Waffelmischung	rot	rot	rot	gelb	grün
Waffeln	gelb	gelb	gelb	grün	grün
Weihnachtsstollen	gelb	gelb	gelb	grün	grün
Zwieback	gelb	gelb	gelb	grün	grün
▪ Vollkorn	grün	grün	grün	grün	grün
Zwiebelkuchen	gelb	gelb	gelb	gelb	gelb

Frühstückscerealien

Lebensmittel	Übergewicht	Diabetes	Fettstoffwechsel	Bluthochdruck	Gicht
Amaranth-Müsli mit Frucht	grün	gelb	gelb	grün	grün
Cornflakes					
▪ gezuckert	rot	rot	gelb	grün	grün
▪ ungezuckert	gelb	gelb	grün	grün	grün
▪ Vollkorn	grün	gelb	grün	grün	grün
Choco Chips	rot	rot	rot	grün	grün
Cinis	gelb	gelb	grün	grün	grün
Crunchy Nut	rot	rot	gelb	grün	grün
Finesse					
▪ Jogurt Flakes	gelb	gelb	grün	grün	grün
▪ Schoko Flakes	rot	rot	gelb	grün	grün
▪ Vollkornflakes	grün	grün	grün	grün	grün
Flockenmischung	grün	grün	grün	grün	grün
Froot Loops	gelb	gelb	gelb	grün	grün
Frosties	rot	rot	rot	gelb	grün
▪ wenig Zucker	gelb	gelb	gelb	grün	grün
Honigsmacks	rot	rot	gelb	gelb	grün
Knusprige Haferfleks	gelb	gelb	grün	grün	grün

Lebensmittel (üblicherweise verzehrte Portion)	Übergewicht	Diabetes	Fettstoffwechsel	Bluthochdruck	Gicht
Müsli					
▪ Früchte	🟢	🟡	🟢	🟢	🟢
▪ Harmonie Balance	🟡	🟡	🟢	🟢	🟢
▪ Knusper	🟡	🟡	🟡	🟢	🟢
▪ Low Carb Müsli	🟢	🟢	🟢	🟢	🟢
▪ Schoko	🔴	🔴	🟡	🟢	🟢
▪ Vital	🟡	🟡	🟢	🟢	🟢

Kartoffeln, Kartoffelprodukte

Lebensmittel (üblicherweise verzehrte Portion)	Übergewicht	Diabetes	Fettstoffwechsel	Bluthochdruck	Gicht
Berner Rösti	🟡	🟡	🟢	🟡	🟢
Chips					
▪ fettarm	🟡	🟡	🟡	🟡	🟢
▪ gesalzen	🔴	🔴	🟡	🔴	🟢
▪ Paprika	🔴	🔴	🟡	🟡	🟢
Gnocchi	🟡	🟡	🟢	🟡	🟢
Kartoffelknödel/-klöße					
▪ gekocht	🔴	🔴	🟡	🟢	🟢
▪ halb und halb/roh	🟡	🟡	🟢	🟢	🟢
Kartoffelkroketten	🔴	🔴	🔴	🟡	🟢
Kartoffeln					
▪ Brat-	🔴	🟡	🔴	🟡	🟢
▪ Ofen- (in Alufolie)	🟢	🟢	🟢	🟢	🟢
▪ Pell-	🟢	🟢	🟢	🟢	🟢
▪ Salz-	🟢	🟢	🟢	🟡	🟢
Kartoffelpuffer	🔴	🔴	🔴	🟡	🟢
Kartoffelpüree					
▪ frisch mit Butter und Milch	🟡	🟡	🟡	🟢	🟢
▪ Trockenprodukt	🔴	🔴	🟡	🟡	🟢
▪ Trockenprodukt mit Milch	🔴	🔴	🟡	🟡	🟢
Pommes frites	🔴	🔴	🔴	🟡	🟢
Semmelknödel	🟡	🔴	🟡	🟡	🟢

Lebensmittel (üblicherweise verzehrte Portion)	Übergewicht	Diabetes	Fettstoffwechsel	Bluthochdruck	Gicht

Teigwaren

Lebensmittel	Übergewicht	Diabetes	Fettstoffwechsel	Bluthochdruck	Gicht
Eierteigwaren mit/ohne Spinat	gelb	gelb	rot	grün	grün
Glasnudeln (aus Mungobohnen)	grün	grün	grün	grün	grün
Nudeln aus Hartweizen ohne Ei	grün	gelb	grün	grün	grün
Pasta Protein	grün	grün	grün	grün	grün
Spätzle	gelb	gelb	rot	grün	grün
Tortellini					
▪ mit Fleisch	gelb	gelb	gelb	grün	grün
▪ mit Gemüse	grün	grün	grün	grün	grün
▪ mit Ricotta	grün	grün	grün	grün	grün
Vollkorn(buch)weizennudeln	grün	grün	grün	grün	grün
Vollkorneierteigwaren	grün	grün	gelb	grün	grün
Vollkornhirsenudeln	grün	grün	grün	grün	grün
Vollkornnudeln ohne Ei	grün	grün	grün	grün	grün
Vollkornsojanudeln	grün	grün	grün	grün	grün

Backzutaten, Teige

Lebensmittel	Übergewicht	Diabetes	Fettstoffwechsel	Bluthochdruck	Gicht
Agar-Agar	grün	grün	grün	grün	grün
Bäckerhefe	grün	grün	grün	grün	rot
Backpulver	gelb	gelb	grün	gelb	grün
Bierteig	gelb	gelb	rot	grün	grün
Blätterteig	gelb	rot	rot	gelb	grün
Filoteig (Yufkateig)	gelb	gelb	gelb	grün	grün
Gelatine	grün	grün	grün	grün	grün
Hefeteig	gelb	gelb	gelb	grün	gelb
Mürbeteig	gelb	gelb	gelb	grün	grün
Natursauerteig	grün	grün	grün	grün	grün
Pfannkuchenteig	gelb	gelb	gelb	gelb	grün
Pizzateig	grün	gelb	grün	gelb	gelb
Rührteig, Strudelteig	gelb	gelb	gelb	grün	grün

Obst, Gemüse und Salate

- Die Empfehlung »Fünf am Tag« hat jeder schon einmal gehört. Wichtig ist hierbei nicht nur, seine Portionen an Obst zu essen, sondern auch Gemüse und Salat einen ausreichend großen Anteil in der täglichen Ernährung einzuräumen.
- Bei Übergewicht achten Sie bitte darauf, nicht mehr als zwei Portionen Obst zu essen, da der enthaltene Fruchtzucker als Körperfett gespeichert werden kann. Gemüse hingegen ist kalorienarm und sättigt durch die Ballaststoffe hervorragend.
- Diabetiker essen Obst am besten als Nachtisch bzw. in Kombination mit einem Milchprodukt als Zwischenmahlzeit, um ihren Blutzuckerspiegel nicht zu belasten. Bevorzugen Sie frisches Gemüse und Obst, eine Alternative ist TK-Ware. Meiden Sie Konserven, da diese oft einen hohen Anteil Zucker enthalten.
- Bluthochdruck wird durch das Kalium in Gemüse und Obst positiv beeinflusst. Vermeiden Sie Gemüsekonserven, die meist zu stark gesalzen sind.

Lebensmittel (üblicherweise verzehrte Portion)	Übergewicht	Diabetes	Fettstoffwechsel	Bluthochdruck	Gicht
Obst					
Acerolakirsche	grün	grün	grün	grün	grün
▪ Konzentrat	gelb	rot	gelb	gelb	grün
Ananas	grün	gelb	grün	grün	grün
▪ in der Dose, gezuckert	rot	rot	gelb	grün	grün
Apfel	grün	grün	grün	grün	grün
▪ Chips	gelb	gelb	grün	grün	grün
▪ Kompott	gelb	gelb	grün	grün	grün
▪ Kraut	grün	gelb	grün	grün	grün

Lebensmittel (üblicherweise verzehrte Portion)	Übergewicht	Diabetes	Fettstoffwechsel	Bluthochdruck	Gicht
Apfel-(Aprikosen-)Mus	🟡	🟡	🟢	🟢	🟢
▪ ungezuckert	🟢	🟡	🟢	🟢	🟢
Aprikose	🟢	🟢	🟢	🟢	🟢
▪ getrocknet	🟡	🟡	🟡	🟢	🟢
Avocado	🟡	🟢	🟢	🟢	🟢
Banane	🟡	🟡	🟡	🟢	🟢
▪ Chips	🔴	🔴	🟡	🟢	🟢
Birne	🟢	🟡	🟢	🟢	🟢
▪ getrocknet	🟡	🟡	🟡	🟢	🟢
▪ in der Dose, gezuckert	🔴	🔴	🟢	🟢	🟢
Brombeeren	🟢	🟢	🟢	🟢	🟢
Cranberrys	🟢	🟢	🟢	🟢	🟢
▪ getrocknet	🟢	🟢	🟡	🟢	🟢
Datteln ▪ frisch	🟡	🟡	🟢	🟢	🟢
▪ getrocknet	🔴	🔴	🟡	🟢	🟢
Erdbeeren	🟢	🟢	🟢	🟢	🟢
Feigen	🟢	🟢	🟢	🟢	🟢
▪ getrocknet	🟡	🟡	🟢	🟢	🟢
Fliederbeeren	🟢	🟢	🟢	🟢	🟢
▪ Saft, ungesüßt	🟢	🟢	🟢	🟢	🟢
Granatapfel	🟢	🟢	🟢	🟢	🟢
Grapefruit	🟢	🟢	🟢	🟢	🟢
Heidelbeeren	🟢	🟢	🟢	🟢	🟢
Himbeeren	🟢	🟢	🟢	🟢	🟢
Holunderbeeren	🟢	🟢	🟢	🟢	🟢
Honigmelone	🟡	🟡	🟢	🟢	🟢
Ingwer	🟢	🟢	🟢	🟢	🟢
Johannisbeeren	🟢	🟢	🟢	🟢	🟢
Kaki	🟢	🟡	🟢	🟢	🟢
Kaktusfeige	🟢	🟢	🟢	🟢	🟢

Lebensmittel (üblicherweise verzehrte Portion)	Übergewicht	Diabetes	Fettstoffwechsel	Bluthochdruck	Gicht
Kapstachelbeeren	🟢	🟡	🟢	🟢	🟢
Kirschen					
▪ sauer	🟢	🟢	🟢	🟢	🟢
▪ süß	🟡	🟡	🟢	🟢	🟢
Kiwi	🟢	🟢	🟢	🟢	🟢
Kochbanane	🟡	🟡	🟢	🟢	🟢
Kumquat	🟢	🟢	🟢	🟢	🟢
▪ eingelegt	🟡	🟡	🟢	🟢	🟢
Limette	🟢	🟢	🟢	🟢	🟢
Litschis	🟢	🟢	🟢	🟢	🟢
▪ in der Dose, gezuckert	🟡	🔴	🟢	🟢	🟢
Mandarine	🟢	🟢	🟢	🟢	🟢
▪ in der Dose	🟡	🔴	🟢	🟢	🟢
Mango					
▪ getrocknet	🟡	🔴	🟡	🟢	🟢
▪ in der Dose	🔴	🔴	🟡	🟢	🟢
▪ roh	🟢	🟡	🟢	🟢	🟢
Maracuja (Passionsfrucht)	🟢	🟢	🟢	🟢	🟢
Melone	🟢	🟡	🟢	🟢	🟢
Mirabellen	🟢	🟢	🟢	🟢	🟢
Obstkonserven	🔴	🔴	🟡	🟢	🟢
▪ mit Süßstoff	🟡	🟡	🟢	🟢	🟢
Orange	🟢	🟢	🟢	🟢	🟢
Pampelmuse	🟢	🟢	🟢	🟢	🟢
Papaya	🟢	🟢	🟢	🟢	🟢
Pfirsich	🟢	🟡	🟢	🟢	🟢
Pflaumen	🟢	🟡	🟢	🟢	🟢
▪ getrocknet	🟡	🟡	🟢	🟢	🟢
Preiselbeeren					
▪ Mus	🟡	🟡	🟡	🟢	🟢
▪ roh	🟢	🟢	🟢	🟢	🟢

Lebensmittel (üblicherweise verzehrte Portion)	Übergewicht	Diabetes	Fettstoffwechsel	Bluthochdruck	Gicht
Quitten					
▪ Kompott	🟡	🟡	🟢	🟢	🟢
▪ roh	🟢	🟢	🟢	🟢	🟢
Reineclauden	🟡	🟡	🟢	🟢	🟢
Rhabarber	🟢	🟢	🟢	🟢	🟡
▪ Kompott	🟡	🟡	🟡	🟢	🟢
Rosinen	🟡	🔴	🟡	🟢	🟢
Sanddornbeeren	🟢	🟢	🟢	🟢	🟢
▪ eingelegt in Honig	🟡	🟡	🟢	🟢	🟢
Sanddornmark	🟡	🟡	🟢	🟢	🟢
Sauerkirschen (Weichseln)	🟢	🟢	🟢	🟢	🟢
▪ im Glas	🟡	🟡	🟢	🟢	🟢
Stachelbeeren	🟢	🟢	🟢	🟢	🟢
Tamarillo	🟢	🟢	🟢	🟢	🟢
Weintrauben	🟢	🟡	🟢	🟢	🟢
Zitrone	🟢	🟢	🟢	🟢	🟢

Gemüse, Salat

Lebensmittel	Übergewicht	Diabetes	Fettstoffwechsel	Bluthochdruck	Gicht
Artischocken	🟢	🟢	🟢	🟢	🟢
Artischockenböden, eingelegt	🟡	🟡	🟡	🟡	🟢
Auberginen	🟢	🟢	🟢	🟢	🟢
Bambussprossen	🟢	🟢	🟢	🟢	🟢
Blumenkohl	🟢	🟢	🟢	🟢	🟡
Bohnen					
▪ Baked Beans (in der Dose)	🟡	🟢	🟢	🟡	🟡
▪ grün	🟢	🟢	🟢	🟢	🟡
▪ grün (in der Dose)	🟢	🟡	🟢	🟡	🟡
▪ Kidney (in der Dose)	🟢	🟡	🟢	🟡	🟡
▪ weiß (in der Dose)	🟢	🟡	🟢	🟡	🟡
Brechbohnen (in der Dose)	🟢	🟡	🟢	🟡	🟡
Brennnessel	🟢	🟢	🟢	🟢	🟢

Lebensmittel (üblicherweise verzehrte Portion)	Übergewicht	Diabetes	Fettstoffwechsel	Bluthochdruck	Gicht
Brokkoli	🟢	🟢	🟢	🟢	🟡
Brunnenkresse	🟢	🟢	🟢	🟢	🟢
Chicorée	🟢	🟢	🟢	🟢	🟢
Chinakohl	🟢	🟢	🟢	🟢	🟢
Eichblattsalat	🟢	🟢	🟢	🟢	🟢
Eissalat	🟢	🟢	🟢	🟢	🟢
Endivien	🟢	🟢	🟢	🟢	🟢
Erbsen					
▪ grün	🟢	🟢	🟢	🟢	🟡
▪ in der Dose	🟢	🟡	🟢	🟡	🟡
Feldsalat	🟢	🟢	🟢	🟢	🟢
Fenchel	🟢	🟢	🟢	🟢	🟢
Frühlingszwiebel	🟢	🟢	🟢	🟢	🟢
Gartenkresse	🟢	🟢	🟢	🟢	🟢
Gewürzgurken	🟢	🟡	🟢	🟡	🟢
Grünkohl	🟢	🟢	🟢	🟢	🟢
Gurke	🟢	🟢	🟢	🟢	🟢
Ingwer	🟢	🟢	🟢	🟢	🟢
Knoblauch	🟢	🟢	🟢	🟢	🟢
Kohlrabi	🟢	🟢	🟢	🟢	🟢
Kohlrübe (Steckrübe)	🟢	🟢	🟢	🟢	🟢
Kopfsalat	🟢	🟢	🟢	🟢	🟢
Kürbis	🟢	🟢	🟢	🟢	🟢
▪ eingelegt	🟡	🟡	🟢	🟡	🟢
Lollo rosso	🟢	🟢	🟢	🟢	🟢
Mais	🟢	🟢	🟢	🟢	🟢
▪ in der Dose	🟡	🟡	🟢	🟡	🟢
Mangold	🟢	🟢	🟢	🟢	🟢
Möhren (Karotten)	🟢	🟢	🟢	🟢	🟢
Okra	🟢	🟢	🟢	🟢	🟢
Pak-Choi	🟢	🟢	🟢	🟢	🟢

Lebensmittel (üblicherweise verzehrte Portion)	Übergewicht	Diabetes	Fettstoffwechsel	Bluthochdruck	Gicht
Palmherzen, gegart	🟢	🟢	🟢	🟠	🟢
Paprika (alle Sorten)	🟢	🟢	🟢	🟢	🟢
Pastinaken, gegart	🟢	🟢	🟢	🟢	🟢
Petersilienwurzel	🟢	🟢	🟢	🟢	🟢
Porree (Lauch)	🟢	🟢	🟢	🟢	🟠
Radicchio	🟢	🟢	🟢	🟢	🟢
Radieschen	🟢	🟢	🟢	🟢	🟢
Rettich	🟢	🟢	🟢	🟢	🟢
Römersalat	🟢	🟢	🟢	🟢	🟢
Rosenkohl	🟢	🟢	🟢	🟢	🟠
Rote Bete	🟢	🟢	🟢	🟢	🟢
Rotkraut (Blaukraut)	🟢	🟢	🟢	🟢	🟠
Rüben, weiß	🟢	🟢	🟢	🟢	🟢
Rucola (Rauke)	🟢	🟢	🟢	🟢	🟢
Sauerkraut	🟢	🟢	🟢	🟢	🟠
Schnittlauch	🟢	🟢	🟢	🟢	🟢
Schwarzwurzel	🟢	🟢	🟢	🟢	🟠
Sellerie					
▪ Knolle	🟢	🟢	🟢	🟢	🟢
▪ Stangen	🟢	🟢	🟢	🟢	🟢
Spargel	🟢	🟢	🟢	🟢	🟠
Spinat					
▪ Blatt (roh)	🟢	🟢	🟢	🟢	🟠
▪ gegart	🟢	🟢	🟢	🟢	🟠
▪ Rahm	🟠	🟠	🟠	🟢	🟠
Süßkartoffel	🟢	🟠	🟢	🟢	🟢
Tomate	🟢	🟢	🟢	🟢	🟢
▪ in der Dose	🟢	🟢	🟢	🟢	🟢
▪ Mark	🟢	🟢	🟢	🟢	🟢
Topinambur	🟢	🟢	🟢	🟢	🟢
Weinblätter, eingelegt	🟢	🟠	🟢	🟠	🟢

Lebensmittel (üblicherweise verzehrte Portion)	Übergewicht	Diabetes	Fettstoffwechsel	Bluthochdruck	Gicht
Weißkraut					
▪ gegart	🟢	🟢	🟢	🟢	🟢
▪ roh	🟢	🟢	🟢	🟢	🟡
Wirsing	🟢	🟢	🟢	🟢	🟡
Zucchini	🟢	🟢	🟢	🟢	🟢
Zuckermais	🟢	🟡	🟢	🟢	🟢
Zuckerschoten	🟢	🟡	🟢	🟢	🟢
Zwiebel	🟢	🟢	🟢	🟢	🟡

Hülsenfrüchte(produkte)

Lebensmittel	Übergewicht	Diabetes	Fettstoffwechsel	Bluthochdruck	Gicht
Alfalfasprossen	🟢	🟢	🟢	🟢	🟢
Bohnen					
▪ getrocknet	🟢	🟢	🟢	🟢	🟡
▪ in der Dose	🟢	🟢	🟢	🟡	🟡
▪ roh	🟢	🟢	🟢	🟢	🟡
▪ Sprossen	🟢	🟢	🟢	🟢	🟡
Erbsen					
▪ getrocknet	🟢	🟢	🟢	🟢	🟡
▪ Sprossen	🟢	🟢	🟢	🟢	🟡
Kichererbsen					
▪ getrocknet	🟢	🟢	🟢	🟢	🟡
▪ in der Dose	🟢	🟡	🟢	🟡	🟡
Kidneybohnen, in der Dose	🟢	🟢	🟢	🟢	🟡
Linsen					
▪ roh	🟢	🟢	🟢	🟢	🔴
▪ Sprossen	🟢	🟢	🟢	🟢	🟡
Miso	🟢	🟢	🟢	🟢	🟡
Mungobohnensprossen	🟢	🟢	🟢	🟢	🟡
Sojabohnen	🟢	🟢	🟢	🟢	🟡
Sojakäse (Tofu)	🟢	🟢	🟢	🟢	🟡
Sojasprossen	🟢	🟢	🟢	🟢	🟡

Lebensmittel (üblicherweise verzehrte Portion)	Übergewicht	Diabetes	Fettstoffwechsel	Bluthochdruck	Gicht
Sojawurst	🟡	🟡	🟡	🟡	🔴
Tempeh	🟢	🟢	🟢	🟢	🟢

Pilze

Lebensmittel (üblicherweise verzehrte Portion)	Übergewicht	Diabetes	Fettstoffwechsel	Bluthochdruck	Gicht
Austernpilze	🟢	🟢	🟢	🟢	🟡
Champignons					
■ frisch	🟢	🟢	🟢	🟢	🟢
■ in der Dose	🟢	🟡	🟢	🟡	🟡
Egerlinge	🟢	🟢	🟢	🟢	🟢
Hallimasch	🟢	🟢	🟢	🟢	🟢
Mischpilze, in der Dose	🟢	🟡	🟢	🟡	🟢
Morchel	🟢	🟢	🟢	🟢	🟢
Pfifferlinge	🟢	🟢	🟢	🟢	🟢
Shiitake	🟢	🟢	🟢	🟢	🟢
Steinpilze					
■ frisch	🟢	🟢	🟢	🟢	🟢
■ getrocknet	🟢	🟢	🟢	🟢	🟡
■ in der Dose	🟢	🟡	🟢	🟡	🟢
Trüffel	🟢	🟢	🟢	🟢	🟢

Milch(produkte), Milchersatzprodukte, Käse

- Bevorzugen Sie generell fettmoderate Produkte und achten Sie auf den jeweiligen Zuckergehalt, auch bei Milchersatzprodukten.
- Beachten Sie bei Übergewicht und Diabetes ein ausgewogenes Verhältnis von Fett und Zucker: Oft ist der Fettgehalt niedrig, der Kohlenhydratanteil hoch.
- Achten Sie bei erhöhten Cholesterinwerten auf den tierischen Fettanteil.
- Wählen Sie bei Gicht bevorzugt fettarme Milchprodukte.

Lebensmittel (üblicherweise verzehrte Portion)	Übergewicht	Diabetes	Fettstoffwechsel	Bluthochdruck	Gicht

Milch(produkte), Milchersatzprodukte

Lebensmittel	Übergewicht	Diabetes	Fettstoffwechsel	Bluthochdruck	Gicht
Actimel ▪ 0,1% Fett	🟢	🟢	🟢	🟢	🟢
▪ 0,1% Fett, Frucht	🟢	🟡	🟢	🟢	🟢
▪ Frucht	🟢	🟡	🟢	🟢	🟢
▪ normal	🟡	🟡	🟢	🟢	🟢
Activia ▪ 0,1% Fett, Cerealien	🟢	🟢	🟢	🟢	🟢
▪ classic	🟡	🟡	🟢	🟢	🟢
▪ mit Ballaststoffen	🟢	🟢	🟢	🟢	🟢
▪ natur (0,1 % Fett)	🟢	🟢	🟢	🟢	🟢
Ayran (türkisches Joghurt-getränk)	🟡	🟡	🟢	🟡	🟢
Buttermilch	🟢	🟢	🟢	🟢	🟢
▪ mit Frucht	🟢	🟡	🟢	🟢	🟢
Crème Caramel	🔴	🔴	🟡	🟢	🟢
Dickmilch ▪ 3,5 % Fett	🟢	🟢	🟢	🟢	🟢
▪ mit Frucht	🟡	🔴	🟢	🟢	🟢
▪ Sahne (10 % Fett)	🟡	🟡	🔴	🟢	🟢
Fruchtjoghurt ▪ 1,5 % Fett	🟢	🟡	🟢	🟢	🟢
▪ 3,5 % Fett	🟡	🟡	🟡	🟢	🟢
▪ Diät	🟡	🟢	🟢	🟢	🟢
▪ Sahne	🔴	🟡	🔴	🟢	🟢
Joghurt (0,1 %, 1,5 % Fett)	🟢	🟢	🟢	🟢	🟢
▪ Kinder-	🟡	🟡	🟡	🟢	🟢
▪ Sahne	🔴	🟡	🔴	🟢	🟢
▪ Schaf	🟡	🟢	🟡	🟢	🟢
High-Proteinprodukte	🟡	🟡	🟡	🟢	🟢

Lebensmittel (üblicherweise verzehrte Portion)	Übergewicht	Diabetes	Fettstoffwechsel	Bluthochdruck	Gicht
Kefir ▪ 1,5% Fett	🟢	🟢	🟢	🟢	🟢
▪ Sahne	🔴	🟡	🟡	🟢	🟢
Mandeldrink ▪ gezuckert	🟡	🔴	🟡	🟡	🟢
▪ ungezuckert	🟡	🟡	🟡	🟡	🟢
Kuhmilch ▪ 0,1 % Fett	🟢	🟢	🟢	🟢	🟢
▪ 1,5 % Fett	🟢	🟢	🟢	🟢	🟢
▪ 3,5 % Fett	🟡	🟢	🟢	🟢	🟢
Lassi	🟢	🟡	🟢	🟢	🟢
Magermilch (0,3 % Fett)	🟢	🟢	🟢	🟢	🟢
Milchgetränk ▪ mit Kaffee	🟢	🟡	🟡	🟢	🟢
▪ mit Kaffee, light	🟢	🟢	🟢	🟢	🟢
▪ mit Kakao, fettarm	🟢	🟡	🟢	🟡	🟡
▪ mit Kakao, vollfett	🟡	🔴	🟡	🟡	🟡
Milchschoko- oder Vanille-pudding	🟡	🟡	🟡	🟢	🟡
Molke	🟢	🟢	🟢	🟢	🟢
▪ Frucht	🟡	🟡	🟢	🟢	🟢
Mousse	🔴	🔴	🔴	🟢	🟢
▪ Joghurt-	🟡	🟡	🟡	🟢	🟢
Müllermilch ▪ Frucht	🟡	🔴	🟡	🟢	🟢
▪ Frucht (0,1 % Fett)	🟢	🟡	🟢	🟡	🟢
▪ Schoko	🔴	🔴	🟡	🟢	🟡
Reisdrink	🟡	🟡	🟢	🟢	🟢

Lebensmittel (üblicherweise verzehrte Portion)	Übergewicht	Diabetes	Fettstoffwechsel	Bluthochdruck	Gicht
Schafjoghurt	🟡	🟢	🟡	🟢	🟢
Schafmilch, 6 % Fett	🟡	🟡	🟡	🟢	🟢
Schoko- oder Vanillepudding					
▪ leicht	🟢	🟡	🟢	🟢	🟢
▪ mit Sahne	🟡	🟡	🟡	🟢	🟢
Soja-Creme	🟢	🟢	🟢	🟢	🟡
Soja Cuisine	🟡	🟡	🟡	🟡	🟡
Sojadessert	🟡	🟢	🟡	🟢	🟡
Sojadrink					
▪ Banane/Erdbeer	🟢	🟢	🟢	🟢	🟡
▪ Kakao	🟡	🟡	🟡	🟢	🟡
▪ neutral	🟢	🟢	🟢	🟢	🟡
▪ Vanille	🟡	🟡	🟡	🟢	🟡
Sojajoghurt					
▪ Frucht	🟡	🟢	🟡	🟢	🟡
▪ natur	🟢	🟢	🟢	🟢	🟡
Trinkjoghurt	🟡	🟡	🟡	🟢	🟢
▪ 0,1 % Fett	🟢	🟡	🟢	🟢	🟢
Vegane Brotaufstriche	🟡	🟡	🟢	🟢	🟢
Vollmilchjoghurt					
▪ 3,5 % Fett	🟡	🟢	🟡	🟢	🟢
▪ mit Müsli	🟡	🟢	🟡	🟢	🟢
Ziegenjoghurt	🟡	🟢	🟡	🟢	🟢
Ziegenmilch, 4 % Fett	🟡	🟢	🟡	🟢	🟢

Käse

Lebensmittel	Übergewicht	Diabetes	Fettstoffwechsel	Bluthochdruck	Gicht
Appenzeller	🔴	🟡	🔴	🟡	🟢
Bavaria blu 65–85% Fett i. Tr.	🔴	🟡	🔴	🟡	🟢
Bel Paese	🔴	🟡	🔴	🟡	🟢
Bergkäse	🟡	🟢	🟡	🟡	🟢
▪ light	🟢	🟢	🟢	🟡	🟢

Lebensmittel (üblicherweise verzehrte Portion)	Übergewicht	Diabetes	Fettstoffwechsel	Bluthochdruck	Gicht
Blauschimmelkäse					
▪ 50% Fett i. Tr.	🟡	🟡	🟡	🟡	🟢
▪ 70% Fett i. Tr.	🔴	🟡	🔴	🟡	🟢
▪ light	🟢	🟢	🟢	🟡	🟢
Briekäse					
▪ 20% Fett i. Tr.	🟢	🟢	🟢	🟡	🟢
▪ 45% Fett i. Tr.	🟡	🟡	🟡	🟡	🟢
▪ 70% Fett i. Tr.	🔴	🟡	🔴	🟡	🟢
Büffelmilchkäse	🟡	🟡	🟡	🟡	🟢
Butterkäse					
▪ 30% Fett i. Tr.	🟢	🟢	🟢	🟡	🟢
▪ 45% Fett i. Tr.	🟡	🟡	🟡	🟡	🟢
▪ 50% Fett i. Tr.	🔴	🟡	🔴	🟡	🟢
▪ 60% Fett i. Tr.	🔴	🟡	🔴	🟡	🟢
Cambozola, 70% Fett i. Tr.	🔴	🟡	🔴	🟡	🟢
Camembert					
▪ 30 % Fett i. Tr.	🟢	🟢	🟢	🟡	🟢
▪ 45 % Fett i. Tr.	🟡	🟡	🟡	🟡	🟢
▪ 70 % Fett i. Tr.	🔴	🔴	🔴	🟡	🟢
▪ Back-	🟡	🟡	🔴	🟡	🟢
Chaumes, 50 % Fett i. Tr.	🔴	🟡	🔴	🟡	🟢
Chester (Cheddar), 50% Fett i. Tr./70% Fett i. Tr.	🔴	🟡	🔴	🟡	🟢
Edamer					
▪ 30% Fett i. Tr.	🟢	🟢	🟢	🟡	🟢
▪ 45% Fett i. Tr.	🟡	🟡	🟡	🟡	🟢
Edelpilzkäse, 60% Fett i. Tr.	🟡	🟡	🟡	🟡	🟢
Emmentaler					
▪ 45% Fett i. Tr.	🟡	🟡	🟡	🟡	🟢
▪ leicht	🟢	🟢	🟡	🟡	🟢
Feta	🟡	🟡	🟡	🟡	🟢

Lebensmittel (üblicherweise verzehrte Portion)	Übergewicht	Diabetes	Fettstoffwechsel	Bluthochdruck	Gicht
■ eingelegt in Kräuter/Öl	🟡	🟡	🔴	🟡	🟢
■ leicht	🟢	🟢	🟢	🟡	🟢
Fol Epi ■ 30 % Fett i. Tr.	🟢	🟢	🟡	🟡	🟢
■ 50 % Fett i. Tr.	🟡	🟡	🟡	🟡	🟢
Frischkäse ■ 0,1 % Fett i. Tr.	🟢	🟢	🟢	🟡	🟢
■ Doppelrahmstufe, 70 % Fett i. Tr.	🔴	🟡	🔴	🟡	🟢
■ Joghurt	🟡	🟢	🟡	🟡	🟢
■ körnig, 4 % Fett i. Tr.	🟢	🟢	🟢	🟡	🟢
■ Schaf, mind. 45 % Fett i. Tr.	🟡	🟢	🟡	🟡	🟢
■ Ziege	🔴	🟡	🔴	🟡	🟢
Geheimratskäse, 45 % Fett i. Tr.	🟡	🟡	🟡	🟡	🟢
Gorgonzola	🟡	🟡	🟡	🟡	🟢
Gouda ■ 30 % Fett i. Tr.	🟢	🟢	🟢	🟡	🟢
■ 45 % Fett i. Tr.	🟡	🟡	🟡	🟡	🟢
Gratinkäse, vegan	🟡	🟡	🔴	🟡	🟡
Graukäse	🟡	🟡	🟡	🟡	🟢
Greyerzer Käse, 45 % Fett i. Tr.	🟡	🟡	🟡	🟡	🟢
Grünländer ■ 45 % Fett i. Tr.	🟡	🟡	🟡	🟡	🟢
■ light	🟢	🟢	🟡	🟡	🟢
Harzer	🟢	🟢	🟢	🟡	🟢
Hobelkäse, 50 % Fett i. Tr.	🔴	🟡	🔴	🟡	🟢
Höhlenkäse	🟡	🟡	🟡	🟡	🟢
Käse, vegan	🟢	🟢	🟢	🟢	🟢
Käsepastete mit Walnüssen, 50 % Fett i. Tr.	🟡	🟡	🟡	🟡	🟢

Lebensmittel (üblicherweise verzehrte Portion)	Übergewicht	Diabetes	Fettstoffwechsel	Bluthochdruck	Gicht
Kochkäse ■ 40 % Fett i. Tr.	🟢	🟡	🟡	🟡	🟢
■ mager	🟢	🟢	🟢	🟡	🟢
Korbkäse	🟢	🟢	🟢	🟡	🟢
Leerdamer, 45 % Fett i. Tr.	🟡	🟡	🟡	🟡	🟢
Limburger ■ 20 % Fett i. Tr.	🟢	🟢	🟢	🟡	🟢
■ 40 % Fett i. Tr.	🟡	🟡	🟡	🟡	🟢
Lindenberger ■ 30 % Fett i. Tr.	🟢	🟢	🟢	🟡	🟢
■ 45 % Fett i. Tr.	🟡	🟡	🟡	🟡	🟡
Maasdamer ■ 30 % Fett i. Tr.	🟢	🟢	🟢	🟡	🟢
■ 45 % Fett i. Tr.	🟡	🟡	🟡	🟡	🟢
Mascarpone	🔴	🟡	🔴	🟡	🟡
■ Exquisa	🔴	🟡	🔴	🟡	🟢
Mozzarella	🔴	🟡	🔴	🟡	🟢
■ leicht	🟡	🟢	🟡	🟡	🟢
Obatzder (Gerupfter)	🔴	🟡	🔴	🟡	🟢
Parmesan	🟡	🟡	🟡	🔴	🟢
Pecorino	🟡	🟡	🟡	🔴	🟢
Provolone	🟡	🟡	🟡	🔴	🟢
Pyrenäenkäse	🔴	🟡	🔴	🟡	🟢
Quark ■ 20 % Fett i. Tr.	🟢	🟢	🟢	🟢	🟢
■ 40 % Fett i. Tr.	🟡	🟡	🟡	🟡	🟢
■ mager	🟢	🟢	🟢	🟢	🟢
■ mit Frucht	🟢	🟡	🟢	🟢	🟢
Mozzarella, vegan	🟡	🟡	🟡	🟡	🟡
Raclette-Käse, 48 % Fett i. Tr.	🔴	🟡	🔴	🟡	🟢
Reblochon	🟡	🟡	🟡	🟡	🟢

Lebensmittel (üblicherweise verzehrte Portion)	Übergewicht	Diabetes	Fettstoffwechsel	Bluthochdruck	Gicht
Ricotta	gelb	grün	gelb	grün	grün
Romadur					
▪ 20 % Fett i. Tr.	grün	grün	grün	gelb	grün
▪ 30 % Fett i. Tr.	gelb	grün	gelb	gelb	grün
▪ 40 % Fett i. Tr.	gelb	gelb	rot	gelb	grün
Roquefort, 50 % Fett i. Tr.	rot	gelb	gelb	gelb	grün
Schafskäse					
▪ 45 % Fett i. Tr.	rot	gelb	gelb	grün	grün
▪ Feta	gelb	gelb	gelb	gelb	grün
Scheibletten					
▪ 20 % Fett i. Tr.	grün	grün	grün	rot	grün
▪ 45 % Fett i. Tr.	gelb	gelb	gelb	rot	grün
Schichtkäse					
▪ 10 % Fett i. Tr.	grün	grün	grün	grün	grün
▪ 40 % Fett i. Tr.	gelb	gelb	gelb	gelb	grün
Schmelzkäse					
▪ 20 % Fett i. Tr.	grün	grün	grün	rot	grün
▪ 30 % Fett i. Tr.	gelb	grün	gelb	rot	grün
▪ 40 % Fett i. Tr.	gelb	gelb	gelb	rot	grün
▪ 50 % Fett i. Tr.	rot	gelb	rot	rot	grün
Steppenkäse, 45 % Fett i. Tr.	gelb	gelb	gelb	gelb	grün
Tilsiter					
▪ 30 % Fett i. Tr.	grün	grün	grün	gelb	grün
▪ 45 % Fett i. Tr.	gelb	gelb	gelb	gelb	grün
Trappistenkäse, 45 % Fett i. Tr.	gelb	gelb	gelb	gelb	grün
Veganer „Käse“ auf Mandelbasis	gelb	grün	grün	gelb	grün
Weinkäse, 70 % Fett i. Tr.	rot	rot	rot	gelb	grün
Weißschimmelkäse, 60 % Fett i. Tr.	rot	gelb	rot	gelb	grün
Ziegenfrischkäserolle	gelb	grün	gelb	gelb	grün
Ziegenkäse, 48 % Fett i. Tr.	gelb	gelb	gelb	gelb	grün

Lebensmittel (üblicherweise verzehrte Portion)	Übergewicht	Diabetes	Fettstoffwechsel	Bluthochdruck	Gicht

Brotaufstriche, herzhaft

Brotaufstrich	Übergewicht	Diabetes	Fettstoffwechsel	Bluthochdruck	Gicht
▪ Gemüse	● grün	● grün	● grün	● orange	● grün
▪ Joghurt, Gemüse	● orange	● grün	● grün	● orange	● grün
▪ Kräuter	● orange	● orange	● orange	● orange	● grün
▪ Kräuter, fettreduziert	● grün	● grün	● grün	● orange	● grün
▪ mit Olivenöl	● grün	● grün	● grün	● orange	● grün
▪ Nuss-Paprika	● grün	● grün	● grün	● orange	● grün
▪ Tomate	● grün	● orange	● grün	● orange	● grün

Fisch, Fleisch und Eier

- Generell sind magere Fleisch- und Wurstsorten zu bevorzugen, dies gilt nicht bei Seefischen.
- Für Diabetiker: Planen Sie zwei Seefischmahlzeiten pro Woche ein.
- Bei Fettstoffwechselstörungen achten Sie neben mageren Fleischsorten auch darauf, nicht mehr als 2–3 Eier pro Woche zu essen (inklusive der Eier in Lebensmitteln wie Gebäck, Kuchen, Spätzle etc.).
- Bei Bluthochdruck meiden Sie gepökelte und geräucherte Fleisch-, Fischprodukte und Wurstkonserven, da diese sehr natriumreich sind. Essen Sie bewusst 2- bis 3-mal pro Woche Seefisch.
- Bei Gicht ist es wichtig, konsequent zwischen Fleisch, Wurst und Fisch abzuwechseln und die Portionsgröße zu verringern (max. 100 g Fleisch oder Fisch bzw. 50 g Wurst). Festtagsessen mit großen Wurst- und Fleischmengen im Zusammenspiel mit Alkohol können Gichtanfälle auslösen.

Lebensmittel (üblicherweise verzehrte Portion)	Übergewicht	Diabetes	Fettstoffwechsel	Bluthochdruck	Gicht

Fische

Lebensmittel	Übergewicht	Diabetes	Fettstoffwechsel	Bluthochdruck	Gicht
Aal	🔴	🟡	🔴	🟢	🟢
Anchovis	🟢	🟢	🟢	🟢	🔴
Bachsaibling	🟢	🟢	🟢	🟢	🟡
Barsch	🟢	🟢	🟢	🟢	🟡
Brasse	🟢	🟢	🟢	🟢	🟡
Felchen, Renken	🟢	🟢	🟢	🟢	🟡
Flunder	🟢	🟢	🟢	🟢	🟡
Flussbarsch	🟢	🟢	🟢	🟢	🟡
Forelle mit Haut	🟢	🟢	🟢	🟢	🔴
Goldbarsch	🟢	🟢	🟢	🟢	🔴
Hecht	🟢	🟢	🟢	🟢	🟡
Heilbutt	🟢	🟢	🟢	🟢	🟡
Hering					
▪ mit Haut	🟡	🟢	🟡	🟢	🔴
▪ ohne Haut	🟢	🟢	🟡	🟢	🟡
Kabeljau	🟢	🟢	🟢	🟢	🟢
Karpfen	🟡	🟡	🟢	🟢	🟡
Katfisch (Steinbeißer)	🟢	🟢	🟢	🟢	🟡
Lachs mit Haut	🟢	🟢	🟢	🟢	🔴
Lachsforelle	🟢	🟢	🟡	🟢	🟡
Makrele ohne Haut	🟡	🟢	🟡	🟢	🟡
Matjeshering mit Haut	🟡	🟢	🟡	🟢	🔴
Meeräsche	🟢	🟢	🟢	🟢	🟡
Pangasius	🟢	🟢	🟢	🟢	🟡
Red Snapper	🟢	🟢	🟢	🟢	🟡
Rotbarsch	🟢	🟢	🟢	🟢	🔴
Rotzunge	🟢	🟢	🟢	🟢	🟡
Sardelle	🟢	🟢	🟡	🟢	🔴
▪ eingelegt	🟡	🟢	🔴	🟢	🔴

Lebensmittel (üblicherweise verzehrte Portion)	Übergewicht	Diabetes	Fettstoffwechsel	Bluthochdruck	Gicht
Sardine	🟢	🟢	🟡	🟢	🔴
▪ in Öl eingelegt	🟡	🟢	🔴	🟢	🔴
Schellfisch	🟢	🟢	🟢	🟢	🟡
Schleie	🟢	🟢	🟢	🟢	🟡
Scholle	🟢	🟢	🟢	🟢	🟢
Schwarzer Heilbutt	🟡	🟢	🟢	🟢	🟡
Schwertfisch	🟢	🟢	🟢	🟢	🟡
Seehecht	🟢	🟢	🟢	🟢	🟡
Seelachs	🟢	🟢	🟢	🟢	🟡
Seeteufel	🟢	🟢	🟢	🟢	🟡
Seewolf	🟢	🟢	🟢	🟢	🟡
Seezunge	🟢	🟢	🟡	🟢	🟡
Sprotte	🔴	🟢	🟢	🟢	🔴
Steinbutt	🟢	🟢	🟢	🟢	🟡
Thunfisch	🟡	🟢	🟢	🟢	🔴
Wels	🟡	🟢	🟢	🟢	🟡
Zander	🟢	🟢	🟢	🟢	🟡

Sonstige Fischwaren, Meerestiere

Lebensmittel	Übergewicht	Diabetes	Fettstoffwechsel	Bluthochdruck	Gicht
Aal, geräuchert	🔴	🟡	🔴	🔴	🟢
Auster	🟢	🟢	🔴	🟢	🟢
Flusskrebs	🟢	🟢	🔴	🟢	🟢
Garnele	🟢	🟢	🔴	🟢	🟡
Hummer	🟢	🟢	🟡	🟢	🟡
Jakobsmuschel	🟢	🟢	🔴	🟢	🔴
Kaviar	🟢	🟢	🔴	🟢	🟡
Kaviarersatz	🟡	🟡	🟢	🟡	🟢
Krabben, Shrimps	🟢	🟢	🔴	🟢	🟡
Languste	🟢	🟢	🔴	🟢	🟡
Miesmuschel	🟢	🟢	🔴	🟢	🔴
Rotalge	🟢	🟢	🟢	🟢	🟢

Lebensmittel (üblicherweise verzehrte Portion)	Übergewicht	Diabetes	Fettstoffwechsel	Bluthochdruck	Gicht
Schillerlocke	grün	grün	rot	grün	gelb
Spirulina	grün	grün	grün	grün	grün
Steckmuschel	grün	grün	rot	grün	gelb
Tintenfisch	grün	grün	rot	grün	gelb
Venusmuschel	grün	grün	rot	grün	rot

Fischkonserven

Lebensmittel (üblicherweise verzehrte Portion)	Übergewicht	Diabetes	Fettstoffwechsel	Bluthochdruck	Gicht
Aal, geräuchert	rot	gelb	rot	rot	gelb
Bismarckhering	gelb	grün	grün	gelb	gelb
Brathering	gelb	grün	gelb	gelb	rot
Bückling	gelb	grün	gelb	rot	gelb
Crabmeat, in der Dose	grün	grün	grün	gelb	gelb
Flunder, geräuchert	grün	grün	grün	gelb	gelb
Hering ▪ in Gelee	grün	grün	grün	rot	gelb
▪ mariniert	gelb	grün	gelb	rot	gelb
Heringsfilet ▪ in Sahnesauce	rot	gelb	rot	gelb	gelb
▪ in Tomatensauce	gelb	grün	gelb	gelb	gelb
Kaviar ▪ echt	gelb	gelb	rot	rot	gelb
▪ Ersatz	grün	grün	gelb	rot	gelb
Krabben, in der Dose	grün	gelb	rot	gelb	gelb
Krebsfleisch, in der Dose	grün	grün	grün	gelb	grün
Lachs ▪ geräuchert	gelb	grün	gelb	rot	gelb
▪ in Öl	rot	grün	gelb	gelb	rot
Makrele, geräuchert	gelb	grün	gelb	rot	gelb
Matjes	gelb	grün	gelb	gelb	rot
Ölsardinen	gelb	grün	grün	gelb	rot
Pangasius, mit Sauce	grün	grün	grün	gelb	gelb

Lebensmittel (üblicherweise verzehrte Portion)	Übergewicht	Diabetes	Fettstoffwechsel	Bluthochdruck	Gicht
Rollmops	🟡	🟡	🟢	🟡	🔴
Rotbarsch, geräuchert	🟢	🟢	🟢	🟡	🟡
Salzhering	🟡	🟡	🟢	🟡	🟡
Sardellenpaste	🟡	🟡	🟢	🟡	🔴
Schellfisch, geräuchert	🟢	🟢	🟢	🟡	🟡
Schillerlocke	🟡	🟢	🟢	🟡	🟡
Seeaal	🟡	🟡	🟢	🟡	🟡
Seelachs, geräuchert	🟢	🟢	🟢	🟡	🟢
Sprotte	🟡	🟢	🟢	🟡	🔴
Stockfisch	🟡	🟢	🟡	🟡	🔴
Thunfisch					
▪ in eigenem Saft	🟡	🟢	🟢	🟡	🔴
▪ in Öl eingelegt	🔴	🟡	🟡	🟡	🔴

Geflügel

Lebensmittel	Übergewicht	Diabetes	Fettstoffwechsel	Bluthochdruck	Gicht
Brathähnchen	🟡	🟡	🟡	🟡	🔴
Entenfleisch mit Haut	🔴	🟡	🔴	🟢	🔴
Entenleber	🟡	🟢	🔴	🟢	🔴
Gänsefleisch					
▪ mit Haut	🔴	🟡	🟡	🟢	🔴
▪ ohne Haut	🟡	🟢	🟢	🟢	🟡
Gänseleber	🟡	🟢	🔴	🟢	🔴
Hähncheninnereien	🟡	🟢	🔴	🟢	🔴
Hühnerbrust					
▪ mit Haut	🟡	🟡	🟡	🟢	🔴
▪ ohne Haut	🟢	🟢	🟢	🟢	🟡
Poularde	🟡	🟢	🟡	🟢	🟡
Putenbrust ohne Haut	🟢	🟢	🟢	🟢	🟡
Putenfleisch mit Haut	🟡	🟡	🟡	🟢	🔴
Suppenhuhn	🟡	🟡	🟡	🟢	🟡
Wachtel	🟢	🟢	🟢	🟢	🟡

Lebensmittel (üblicherweise verzehrte Portion)	Übergewicht	Diabetes	Fettstoffwechsel	Bluthochdruck	Gicht
Kalbfleisch					
Bug, Schulter	🟢	🟢	🟡	🟢	🟡
Filet	🟢	🟢	🟡	🟢	🟡
Hals, Nacken	🟢	🟢	🟡	🟢	🟡
Haxe	🟢	🟢	🟡	🟢	🟡
Keule	🟢	🟢	🟡	🟢	🟡
Kotelett	🟢	🟢	🟡	🟢	🟡
Schnitzel	🟢	🟢	🟡	🟢	🟡
Lamm- und Hammelfleisch					
Brust	🟡	🟡	🟡	🟢	🟡
Keule (Schlegel)	🟡	🟢	🟡	🟢	🟡
Muskelfleisch ohne Fett	🟢	🟢	🟡	🟢	🟡
Rindfleisch					
Brust	🟢	🟢	🟢	🟢	🟢
Bug, Schlegel	🟢	🟢	🟢	🟢	🟡
Fehlrippe	🟢	🟢	🟢	🟢	🟡
Filet	🟡	🟢	🟢	🟢	🟡
Gulasch	🟡	🟡	🟢	🟢	🟡
Hackfleisch					
▪ gemischt	🟡	🟢	🟢	🟢	🟡
▪ Rind	🟢	🟢	🟢	🟢	🟡
Hochrippe, Rostbraten	🟢	🟢	🟢	🟢	🟡
Hüfte	🟢	🟢	🟢	🟢	🟡
Kamm, Hals	🟡	🟢	🟢	🟢	🟡
Lende	🟢	🟢	🟢	🟢	🟡
Muskelfleisch	🟢	🟢	🟢	🟢	🟡
Ochsenschwanz	🟡	🟢	🟡	🟢	🟡
Roastbeef	🟢	🟢	🟢	🟢	🟡

Lebensmittel (üblicherweise verzehrte Portion)	Übergewicht	Diabetes	Fettstoffwechsel	Bluthochdruck	Gicht
Roulade	gelb	grün	grün	grün	gelb
Steak	grün	grün	grün	grün	gelb
Tafelspitz	grün	grün	gelb	grün	gelb
Tatar	grün	grün	grün	grün	gelb

Schweinefleisch

Lebensmittel	Übergewicht	Diabetes	Fettstoffwechsel	Bluthochdruck	Gicht
Bauch	rot	gelb	gelb	grün	gelb
Braten, mager	gelb	grün	gelb	grün	gelb
Bug mit Schwarte	rot	gelb	gelb	grün	gelb
Eisbein, Haxe	gelb	grün	gelb	grün	gelb
Filet	grün	grün	gelb	grün	grün
Hackfleisch ▪ gemischt	gelb	grün	grün	grün	gelb
▪ Schwein	gelb	grün	gelb	grün	gelb
Kamm	gelb	grün	gelb	grün	gelb
Kasseler Rippchen	gelb	grün	gelb	grün	gelb
Kotelett	gelb	grün	gelb	grün	gelb
Lendchen	grün	grün	gelb	grün	gelb
Muskelfleisch	grün	grün	gelb	grün	gelb
Schnitzel	grün	grün	gelb	grün	gelb

Sonstige Fleischsorten, Wild

Lebensmittel	Übergewicht	Diabetes	Fettstoffwechsel	Bluthochdruck	Gicht
Damwild	grün	grün	gelb	grün	gelb
Fasan	grün	grün	gelb	grün	gelb
Hase	gelb	grün	grün	grün	gelb
Hirsch	grün	grün	gelb	grün	gelb
Kaninchen	grün	gelb	gelb	grün	gelb
Pferd	grün	grün	grün	grün	gelb
Reh ▪ Keule	grün	grün	gelb	grün	gelb
▪ Rücken	grün	grün	gelb	grün	gelb

Lebensmittel (üblicherweise verzehrte Portion)	Übergewicht	Diabetes	Fettstoffwechsel	Bluthochdruck	Gicht
Schafgulasch	🟢	🟢	🟡	🟢	🟡
Ziege	🟢	🟢	🟢	🟢	🟡

Innereien

Lebensmittel	Übergewicht	Diabetes	Fettstoffwechsel	Bluthochdruck	Gicht
Hammel					
▪ Herz	🟢	🟢	🔴	🟢	🟡
▪ Milz	🟢	🟢	🔴	🟢	🔴
Kalb					
▪ Bries	🟢	🟢	🔴	🟢	🔴
▪ Herz	🟢	🟢	🔴	🟢	🟡
▪ Hirn	🟢	🟢	🔴	🟡	🔴
▪ Leber	🟢	🟢	🔴	🟢	🔴
▪ Lunge	🟢	🟢	🔴	🟡	🟡
▪ Niere	🟢	🟢	🔴	🔴	🔴
Rind					
▪ Herz	🟢	🟢	🔴	🟢	🟡
▪ Leber	🟢	🟢	🔴	🟢	🔴
▪ Lunge	🟢	🟢	🔴	🟡	🟡
▪ Zunge	🟢	🟢	🔴	🟢	🟡
Schwein					
▪ Herz	🟢	🟢	🔴	🟢	🟡
▪ Leber	🟢	🟢	🔴	🟢	🔴
▪ Milz	🟢	🟢	🔴	🔴	🔴
▪ Niere	🟢	🟢	🔴	🔴	🔴

Wurstwaren

Lebensmittel	Übergewicht	Diabetes	Fettstoffwechsel	Bluthochdruck	Gicht
Aspikwurst	🟡	🟢	🟡	🟢	🟢
Bierschinken	🟡	🟡	🟡	🔴	🟢
▪ Puten-	🟢	🟢	🟢	🟡	🟢
Bierwurst	🟡	🟡	🟡	🔴	🟢
Blutwurst, Rotwurst	🟡	🟢	🔴	🔴	🟡

Lebensmittel (üblicherweise verzehrte Portion)	Übergewicht	Diabetes	Fettstoffwechsel	Bluthochdruck	Gicht
Bockwurst	gelb	grün	gelb	rot	gelb
Bratenaufschnitt, mager	grün	grün	grün	gelb	gelb
Bratwurst					
▪ Kalb	gelb	grün	gelb	rot	gelb
▪ Schwein	rot	gelb	rot	rot	gelb
Bremer Pinkel	gelb	gelb	gelb	rot	gelb
Brühwurst	gelb	gelb	gelb	rot	gelb
Bündner Fleisch	gelb	gelb	gelb	rot	gelb
Cervelatwurst	gelb	gelb	gelb	rot	gelb
▪ light	grün	grün	gelb	rot	gelb
Cocktailwürstchen	rot	gelb	rot	rot	gelb
Corned Beef	grün	grün	gelb	rot	grün
▪ Pute	grün	grün	grün	rot	gelb
Debrecziner	rot	gelb	rot	rot	gelb
Eisbein in Aspik	grün	grün	grün	rot	grün
Fleischwurst	rot	gelb	rot	rot	gelb
▪ extra mager	grün	grün	gelb	gelb	gelb
▪ Geflügel	grün	grün	grün	rot	gelb
Frankfurter Würstchen	rot	gelb	gelb	rot	gelb
Frühstücksfleisch	grün	grün	grün	rot	gelb
Frühstücksspeck	rot	gelb	rot	rot	gelb
Gänsebrust, geräuchert	rot	grün	rot	rot	rot
Gänseleberpastete mit Trüffeln	rot	gelb	rot	rot	rot
Geflügel					
▪ Leberpastete	rot	gelb	rot	gelb	rot
▪ Leberwurst	rot	gelb	rot	rot	gelb
▪ Mortadella	grün	grün	gelb	rot	gelb
▪ Salami	gelb	gelb	gelb	rot	gelb
▪ Schinkenwurst	grün	grün	gelb	rot	gelb
▪ Würstchen	gelb	gelb	gelb	rot	gelb

Lebensmittel (üblicherweise verzehrte Portion)	Übergewicht	Diabetes	Fettstoffwechsel	Bluthochdruck	Gicht
Gelbwurst	rot	gelb	rot	rot	gelb
▪ Geflügel	gelb	grün	gelb	gelb	gelb
▪ Pute	grün	grün	gelb	gelb	gelb
Jagdwurst	gelb	gelb	gelb	gelb	gelb
Kalbsleberwurst	gelb	gelb	rot	gelb	gelb
▪ leicht	gelb	gelb	gelb	gelb	gelb
Kasseler Rippchen, gegart	gelb	gelb	gelb	rot	gelb
Katenrauchwurst	rot	gelb	rot	gelb	gelb
Kochmettwürste	rot	gelb	rot	rot	gelb
Krustenbraten	grün	grün	gelb	rot	gelb
Lachsschinken	grün	grün	gelb	rot	grün
Landjäger	rot	gelb	rot	rot	grün
Landleberwurst	rot	gelb	rot	rot	gelb
Leberkäse	rot	gelb	rot	rot	gelb
▪ Pizza	rot	gelb	rot	rot	gelb
▪ Pute	gelb	grün	gelb	rot	gelb
▪ Stuttgarter Art	rot	gelb	rot	rot	gelb
Leberpresssack	gelb	grün	gelb	rot	gelb
Leberrolle	rot	gelb	rot	rot	gelb
Leberwurst					
▪ fein	rot	gelb	rot	gelb	gelb
▪ fein, leicht fettreduziert	gelb	grün	gelb	gelb	gelb
▪ grob	rot	gelb	rot	rot	gelb
Lyoner	gelb	gelb	gelb	rot	gelb
▪ fettreduziert	grün	grün	grün	rot	grün
Mettwurst (Teewurst)					
▪ fein	rot	gelb	rot	gelb	gelb
▪ grob	rot	gelb	rot	rot	gelb
▪ grob, fettreduziert	gelb	gelb	gelb	gelb	grün
▪ leicht	gelb	gelb	rot	gelb	grün
Mettwurst, vegan	gelb	gelb	gelb	gelb	gelb

Lebensmittel (üblicherweise verzehrte Portion)	Übergewicht	Diabetes	Fettstoffwechsel	Bluthochdruck	Gicht
Mortadella	🟡	🟡	🟡	🟡	🟢
Ochsenzunge, gekocht	🟡	🟢	🟡	🔴	🟢
Paprikawurst	🟡	🟢	🟡	🟡	🟢
Presssack	🟡	🟢	🟡	🔴	🟢
Putenbrust, gegart	🟢	🟢	🟡	🟡	🟢
Putensalami	🟡	🟢	🟡	🟡	🟢
Roastbeef	🟢	🟢	🟢	🔴	🟢
Rostbratwurst	🔴	🟡	🔴	🟡	🟢
▪ Geflügel	🟡	🟡	🟡	🟡	🟢
Salami ▪ deutsche	🟡	🟢	🟡	🔴	🟢
▪ Edel-	🟡	🟢	🟡	🟡	🟢
▪ Geflügel-	🟢	🟢	🟡	🟡	🟢
▪ im Parmesanmantel	🔴	🟡	🔴	🔴	🟢
▪ leicht	🔴	🟡	🔴	🔴	🟢
▪ Rinder-	🟡	🟢	🟡	🔴	🟢
▪ Schinken-	🟡	🟢	🟢	🔴	🟢
Schinken ▪ fett geräuchert	🔴	🟡	🔴	🔴	🟡
▪ gekocht	🟡	🟢	🟡	🔴	🟡
▪ Katen-	🟡	🟡	🟡	🟡	🟡
▪ Koch-	🟡	🟡	🟡	🟡	🟡
▪ roh	🟡	🟢	🟡	🔴	🟡
Schinkenknacker, extra mager	🟢	🟢	🟢	🔴	🟢
Schinkenspeck	🔴	🟡	🔴	🔴	🟢
▪ geräuchert	🔴	🟡	🔴	🔴	🟢
Schinkenwurst	🟡	🟢	🟡	🔴	🟢
▪ extra mager	🟢	🟢	🟡	🟡	🟢
▪ Geflügel	🟢	🟢	🟡	🔴	🟢
Schinkenwürstchen	🟡	🟢	🟡	🔴	🟢

Lebensmittel (üblicherweise verzehrte Portion)	Übergewicht	Diabetes	Fettstoffwechsel	Bluthochdruck	Gicht
Schweinebauch, geräuchert	🔴	🟡	🔴	🔴	🟢
Speck, durchwachsen	🔴	🟢	🔴	🔴	🟢
Sülze	🟢	🟢	🟡	🔴	🟢
Teewurst					
▪ fein (Rügenwalder)	🔴	🔴	🔴	🔴	🟡
▪ grob	🔴	🔴	🔴	🔴	🟡
▪ leicht	🟡	🟡	🔴	🔴	🟢
Vegane „Wurst“	🟡	🟢	🟢	🟡	🟢
Weißwurst	🟡	🟢	🟡	🔴	🟢
Wiener Würstchen	🔴	🟡	🔴	🔴	🟢
▪ fettreduziert	🟢	🟢	🟡	🔴	🟢
▪ Geflügel	🟡	🟢	🟢	🔴	🟢
Wildpastete	🟡	🟢	🟡	🔴	🟡
Zwiebelmettwurst	🟡	🟢	🟡	🔴	🟢

Eier

Lebensmittel	Übergewicht	Diabetes	Fettstoffwechsel	Bluthochdruck	Gicht
Diät-Dotterfrei	🔴	🟡	🟡	🟡	🟢
Eiersalat	🟡	🟢	🟡	🟢	🟢
Eiersalat, leicht	🟢	🟢	🟡	🟢	🟢
Ei-Ersatz auf Sojabasis	🟢	🟡	🟢	🟡	🟡
Eierstich, Fertigprodukt	🟢	🟢	🟡	🟡	🟢
Eigelb, mittelgroß	🟢	🟢	🔴	🟢	🟢
Eipulver, Trockenvollei	🟡	🟢	🟡	🟢	🟢
Eiweiß, mittelgroß	🟢	🟢	🟢	🟢	🟢
Hühnerei	🟡	🟢	🟡	🟡	🟢
Omelett	🟡	🟢	🟡	🟢	🟢
Rührei, 2 Eier	🟡	🟢	🔴	🟢	🟢
Spiegelei	🟡	🟢	🟡	🟢	🟢

Fette

- Bei den Margarinen ist es wichtig, darauf zu achten, dass sie keine Trans-Fettsäuren enthalten, die bei der Fetthärtung entstehen können. Sie erhöhen erwiesenermaßen den Gehalt von LDL-Cholesterin im Blut (siehe Seite 14). Bevorzugen Sie Margarinesorten ohne gehärtete Fette, die Sie im Naturkostladen und im Reformhaus erhalten.
- Bei der Auswahl Ihrer Öle sollten naturreine kaltgepresste Pflanzenöle an erster Stelle stehen, wie zum Beispiel Leinöl, Rapsöl und Olivenöl. Generell gilt: Sparsam mit Fett umgehen, da es mit 9 kcal/Gramm in der täglichen Energiebilanz stark zu Buche schlägt. Verzehren Sie auch gesundes Fett mäßig (bis 70g Öle etc. pro Tag).
- Bei Übergewicht und Diabetes sollten Sie darauf achten, die sichtbaren Fette auf ca. 30 g/Tag einzuschränken, damit der Gesamtfettgehalt der Ernährung nicht zu hoch wird, denn in vielen Lebensmitteln verstecken sich zusätzlich Fette.
- Bei erhöhtem Cholesterinspiegel im Blut reduzieren Sie vor allem die Aufnahme von Fetten aus tierischen Lebensmitteln. Achten Sie außerdem besonders auf die Gesamtfettmenge (siehe oben).
- Bei Bluthochdruck sollten Sie Wert darauf legen, vor allem pflanzliche Fette mit ihren einfach und mehrfach ungesättigten Fettsäuren zu wählen. Überschreiten Sie dennoch nicht die empfohlene Gesamtfettmenge (siehe oben).
- Nüsse enthalten wertvolle mehrfach ungesättigte Fettsäuren (Omega-3- und Omega-6-Fettsäuren), die der Gesundheit zuträglich sind. Dennoch enthalten sie auch reichlich Fett. Daher gilt es, gezielt eine handvoll Nüsse in den täglichen Speiseplan einzubauen (bevorzugt Mandeln oder Walnüsse), um den gesundheitlichen Wert zu nutzen.

Lebensmittel (üblicherweise verzehrte Portion)	Übergewicht	Diabetes	Fettstoffwechsel	Bluthochdruck	Gicht

Pflanzliche Fette

Lebensmittel	Übergewicht	Diabetes	Fettstoffwechsel	Bluthochdruck	Gicht
Crème vegane (pflanzliche Crème fraîche)	🟡	🟡	🟢	🟢	🟢
Erdnussöl	🟡	🟡	🟡	🟢	🟢
Kokosfett	🔴	🔴	🔴	🟢	🟢
Kürbiskernöl	🟡	🟡	🟡	🟢	🟢
Leinöl	🟡	🟡	🟡	🟢	🟢
Margarine (reines Pflanzenfett)	🟡	🟡	🟡	🟡	🟢
▪ Becel classic	🔴	🔴	🔴	🟢	🟢
▪ Becel proaktiv/vital	🟡	🟡	🟡	🟢	🟢
▪ Diät	🟢	🟢	🟢	🟢	🟢
▪ Die Leichte Du darfst	🟡	🟡	🟡	🟢	🟢
▪ Halbfett	🟢	🟢	🟢	🟡	🟡
▪ Lätta halbfett	🟢	🟢	🟢	🟢	🟢
▪ Lätta Joghurt	🟢	🟢	🟢	🟢	🟢
▪ Lätta probiotisch	🟢	🟢	🟢	🟢	🟢
▪ Margarine	🟡	🟡	🟡	🟡	🟢
▪ Margarine, Pflanzen (40 % Fett)	🟢	🟢	🟢	🟢	🟢
▪ Margarine, Pflanzen (60 % Fett)	🟡	🟡	🟡	🟢	🟢
▪ Margarine, Pflanzen (Halbfett)	🟡	🟢	🟡	🟢	🟢
▪ Oliven	🟡	🟡	🟢	🟢	🟢
▪ Soja	🟡	🟡	🟡	🟢	🟢
Mayonnaise ▪ 50% Fett	🟡	🟡	🟡	🟡	🟢
▪ 80% Fett	🔴	🔴	🔴	🔴	🟢
▪ leicht	🟢	🟢	🟢	🟢	🟢

Lebensmittel (üblicherweise verzehrte Portion)	Übergewicht	Diabetes	Fettstoffwechsel	Bluthochdruck	Gicht
Rama ■ Cremefine (zum Kochen)	🟡	🟡	🟡	🟢	🟢
■ Cremefine (zum Schlagen)	🟡	🟡	🟡	🟢	🟢
■ Culinesse (+ zum Kochen)	🟡	🟡	🟡	🟢	🟢
■ fein gesalzen (39 % Fett)	🟡	🟡	🟡	🔴	🟢
■ Pflanzencreme (80 % Fett)	🔴	🔴	🔴	🟢	🟢
■ Streichfett (65,5 % Fett)	🔴	🟡	🟡	🟢	🟢

Tierische Fette

Lebensmittel	Übergewicht	Diabetes	Fettstoffwechsel	Bluthochdruck	Gicht
Butter	🟡	🟡	🟡	🟢	🟢
■ gesalzen	🟡	🟡	🟡	🔴	🟢
■ Halbfett/Joghurt	🟢	🟢	🟢	🟢	🟢
■ Kräuter-Knoblauch	🟡	🟡	🟡	🔴	🟢
Butterschmalz	🔴	🔴	🔴	🟢	🟢
Crème ■ double/fraîche	🔴	🔴	🔴	🟢	🟢
■ fraîche, leicht/légère	🟡	🟡	🟡	🟢	🟢
Gänseschmalz	🔴	🔴	🔴	🟢	🟢
Kochen mit Finesse (leichte Sahne)	🟡	🟢	🟡	🟢	🟢
Rahm ■ 10,5 % Fett	🟢	🟢	🟡	🟢	🟢
■ 30 % Fett	🟡	🟡	🟡	🟢	🟢
Sahne	🟡	🟡	🟡	🟢	🟢
Sauerrahm ■ 10 % Fett	🟢	🟢	🟢	🟢	🟢
■ 15% Fett	🟢	🟡	🟡	🟢	🟢
Schmand	🔴	🟡	🔴	🟢	🟢
Schweineschmalz	🔴	🔴	🔴	🟢	🟢
Weihenstephan Sahne zum Kochen	🟡	🟡	🟡	🟢	🟢

Lebensmittel (üblicherweise verzehrte Portion)	Übergewicht	Diabetes	Fettstoffwechsel	Bluthochdruck	Gicht

Nüsse und Samen

Lebensmittel	Übergewicht	Diabetes	Fettstoffwechsel	Bluthochdruck	Gicht
Cashewnüsse	🟡	🟡	🟡	🟢	🟢
▪ geröstet	🔴	🔴	🔴	🟡	🟢
Chiasamen	🟢	🟢	🟢	🟢	🟢
Erdnusscreme	🟡	🟡	🟡	🟡	🟡
Erdnüsse					
▪ geröstet	🔴	🔴	🔴	🔴	🟡
▪ geröstet ohne Fett	🟡	🟡	🟡	🔴	🟡
▪ geröstet ohne Salz	🔴	🔴	🔴	🟡	🟡
▪ in der Schale	🟡	🟡	🟡	🟢	🟡
Erdnussflips, -locken	🔴	🔴	🟡	🔴	🟡
Hanfsamen	🟢	🟢	🟢	🟢	🟢
Haselnüsse	🟡	🟡	🟡	🟡	🟢
Kastanien (Maronen)	🟡	🟢	🟢	🟢	🟡
Kokosmilch	🟢	🟢	🟢	🟡	🟢
Kokosnuss	🟡	🟡	🟡	🟢	🟢
Kürbiskerne	🟡	🟡	🟡	🟢	🟢
Leinsamen, ungeschält	🟡	🟡	🟡	🟢	🟡
Macadamianüsse	🟡	🟡	🔴	🟢	🟢
Mandeln	🟢	🟢	🟢	🟢	🟢
Mohnsamen	🟡	🟡	🟡	🟢	🔴
Paranüsse	🟡	🟡	🟡	🟢	🟢
Pinienkerne	🟡	🟡	🟡	🟢	🟢
Pistazien	🟡	🟡	🔴	🟢	🟢
▪ geröstet	🔴	🟡	🔴	🔴	🟢
Sesamsamen	🟡	🟡	🔴	🟢	🟡
Sonnenblumenkerne	🔴	🟡	🟡	🟢	🟢
Walnüsse	🟢	🟢	🟢	🟢	🟢
Wasserkastanien (Wurzelknollen eines Sauergrases)	🟢	🟢	🟢	🟢	🟢

Getränke

- Limonaden, Eistee, Softdrinks, Wellnessgetränke und andere gezuckerte Getränke sowie Alkohol sind Genussmittel und nicht zur Flüssigkeitszufuhr geeignet. Genießen Sie ruhig mal ein Glas davon, aber stillen Sie Ihren Durst mit anderen Getränken.
- Bei Übergewicht oder Gewichtsabnahme: mindestens 2 Liter (Wasser und stark verdünnte Fruchtschorlen) täglich trinken. Alkoholische Getränke nur ab und zu als Genuss zu einem Festessen.
- Bei Bluthochdruck bevorzugen Sie Mineralwasser, die natriumarm sind (alle Sorten mit einem Natriumgehalt unter 20 mg Na/Liter laut Etikett). Gerade noch akzeptabel sind Natriumanteile bis 100 mg/Liter. Mineralwassersorten mit einem Natriumgehalt über 100 mg Na/Liter sollten Sie dagegen komplett meiden. Auch Gemüsesäfte werden oftmals gewürzt, achten Sie hier ebenfalls entsprechend auf den Natriumgehalt.
- Diabetiker sollten am besten auf reine Fruchtsäfte, Fruchtsaftgetränke, Limonaden und Softdrinks verzichten. Trinken Sie diese – wenn überhaupt – direkt zu einer Mahlzeit. Alkohol sollten Sie selten und nur zu den Mahlzeiten genießen. Bevorzugen Sie hier trockene Weine und alkoholreduzierte Biersorten. Hochprozentiges und süßliche alkoholische Getränke sollten Sie möglichst ganz meiden.
- Bei Fettstoffwechselstörungen (erhöhter Triglyzeridspiegel) sollten Sie Alkohol generell meiden, da dieser sofort den Triglyzeridspiegel im Blut erhöht.
- Bei allen Erkrankungen sollten Sie hochprozentigen Alkohol möglichst komplett meiden!
- Auch bei Gicht ist es wichtig, reichlich zu trinken (mindestens 2 Liter/Tag), denn Flüssigkeit fördert die Harnsäureausscheidung. Achtung: Alkohol fördert die Harnsäurebildung und hemmt die Ausscheidung. Größere Mengen können Gichtanfälle auslösen.

Lebensmittel (üblicherweise verzehrte Portion)	Übergewicht	Diabetes	Fettstoffwechsel	Bluthochdruck	Gicht

Alkoholfreie Getränke

Lebensmittel	Übergewicht	Diabetes	Fettstoffwechsel	Bluthochdruck	Gicht
Apfelsaft	🟡	🟡	🟡	🟢	🟢
Apfelsaftgetränk	🟡	🔴	🟡	🟢	🟡
Cappuccino	🟡	🟡	🟡	🟡	🟢
▪ Instant	🔴	🔴	🔴	🟡	🟢
Cola	🔴	🔴	🔴	🟡	🟡
▪ light	🟢	🟢	🟢	🟢	🟢
▪ zero	🟢	🟢	🟢	🟢	🟢
Diätlimonade	🟡	🟡	🟡	🟢	🟢
Eistee	🔴	🔴	🔴	🟢	🟡
▪ light	🟡	🟡	🟡	🟢	🟢
Energiedrinks	🔴	🔴	🔴	🟡	🟡
Erfrischungsgetränke ▪ Saftgehalt 10 %	🟢	🟢	🟢	🟢	🟢
▪ Saftgehalt 50 %	🟡	🟡	🟡	🟢	🟢
Früchtetee ▪ gezuckert	🔴	🔴	🔴	🟡	🟢
▪ ungezuckert	🟢	🟢	🟢	🟢	🟢
Fruchtsäfte, 100 % ohne Zuckerzusatz	🟡	🟡	🟡	🟢	🟢
▪ Grapefruitsaft	🟡	🟡	🟡	🟢	🟢
▪ Multivitaminsaft	🟡	🟡	🟡	🟢	🟢
▪ Orangensaft	🟡	🟡	🟡	🟢	🟢
▪ Saftschorlen (1:1, mit 100%igem Fruchtsaft)	🟢	🟢	🟢	🟢	🟢
Fruchtsaftgetränk	🟡	🟡	🟡	🟢	🟢
Fruchtnektar	🔴	🔴	🔴	🟡	🟡
Gemüsesaft	🟢	🟢	🟢	🟢	🟢
▪ gesalzen	🟢	🟢	🟢	🟡	🟢
Johannisbeernektar (gez.)	🔴	🔴	🔴	🟡	🟢

Lebensmittel (üblicherweise verzehrte Portion)	Übergewicht	Diabetes	Fettstoffwechsel	Bluthochdruck	Gicht
Kaffee	🟢	🟢	🟢	🟡	🟢
▪ gezuckert	🟡	🟡	🟡	🟡	🟢
▪ Milchkaffee	🟢	🟢	🟢	🟢	🟢
▪ Instant	🔴	🔴	🔴	🟢	🟢
Kaffegetränke, gekühlt	🟡	🟡	🟡	🟡	🟢
Kräutertee ▪ gezuckert	🟡	🟡	🟡	🟡	🟢
▪ ungezuckert	🟢	🟢	🟢	🟢	🟢
Limonaden	🔴	🔴	🔴	🟢	🟢
Orangenlimonade (Fanta)	🔴	🔴	🔴	🟢	🟢
▪ light	🟢	🟡	🟢	🟢	🟢
Spezi (Cola-Mixgetränk)	🔴	🔴	🔴	🟡	🟡
Sportgetränke	🟡	🟡	🟡	🟢	🟢
Smoothie ▪ Früchte	🟡	🟡	🟡	🟢	🟢
▪ Gemüse	🟢	🟢	🟢	🟡	🟢
▪ Gemüse-Frucht	🟢	🟢	🟢	🟡	🟢
True fruits Fruchtmarksäfte	🟡	🟡	🟡	🟢	🟢
Zitronenlimonade (Sprite)	🔴	🔴	🔴	🟢	🟢
▪ light	🟢	🟡	🟢	🟢	🟢

Mineralwasser

Mineralwasser	Übergewicht	Diabetes	Fettstoffwechsel	Bluthochdruck	Gicht
Adelholzener	🟢	🟢	🟢	🟢	🟢
▪ Heilquelle	🟢	🟢	🟢	🟢	🟢
Altmühltaler Quelle	🟢	🟢	🟢	🟢	🟢
Apolinaris	🟢	🟢	🟢	🔴	🟢
Bad Nauheimer	🟢	🟢	🟢	🟡	🟢
Contrex	🟢	🟢	🟢	🟢	🟢
Dietenbronner	🟢	🟢	🟢	🟡	🟢
Evian	🟢	🟢	🟢	🟢	🟢
Franken Brunnen	🟢	🟢	🟢	🟡	🟢

Lebensmittel (üblicherweise verzehrte Portion)	Übergewicht	Diabetes	Fettstoffwechsel	Bluthochdruck	Gicht
Gerolsteiner	🟢	🟢	🟢	🟢	🟢
Krumbach	🟢	🟢	🟢	🟢	🟢
Perrier	🟢	🟢	🟢	🟡	🟢
Petrusquelle	🟢	🟢	🟢	🟢	🟢
Rietenauer	🟢	🟢	🟢	🟡	🟢
San Benedetto	🟢	🟢	🟢	🟢	🟢
San Pellegrino	🟢	🟢	🟢	🟡	🟢
St. Leonhard	🟢	🟢	🟢	🟢	🟢
St. Margareten	🟢	🟢	🟢	🟡	🟢
Teinacher	🟢	🟢	🟢	🟡	🟢
Überkinger	🟢	🟢	🟢	🟡	🟢
Volvic	🟢	🟢	🟢	🟢	🟢

Alkoholische Getränke

Lebensmittel	Übergewicht	Diabetes	Fettstoffwechsel	Bluthochdruck	Gicht
Bier ▪ alkoholfrei	🟡	🟡	🟡	🟡	🟡
▪ Alt	🔴	🔴	🔴	🟡	🟡
▪ Bock, hell (7 %)	🔴	🔴	🔴	🟡	🟡
▪ Diät	🟡	🟡	🟡	🟡	🟡
▪ Doppelbock	🔴	🔴	🔴	🔴	🟡
▪ Export (Hell)	🟡	🟡	🔴	🟡	🟡
▪ Kölsch	🔴	🔴	🔴	🟡	🟡
▪ Lager	🔴	🔴	🔴	🟡	🟡
▪ Malz	🟡	🔴	🔴	🟡	🟡
▪ Pils	🟡	🟡	🔴	🟡	🟡
▪ Weizen (alkoholfrei)	🟡	🟡	🟡	🟡	🔴
▪ Weizen (Hefe)	🔴	🔴	🔴	🔴	🔴
▪ Weizen (Kristall)	🔴	🔴	🔴	🔴	🔴
▪ Weizen (leicht)	🟡	🟡	🟡	🟡	🔴
Likör	🔴	🔴	🔴	🔴	🟡
Most	🔴	🔴	🔴	🔴	🟡

Lebensmittel (üblicherweise verzehrte Portion)	Übergewicht	Diabetes	Fettstoffwechsel	Bluthochdruck	Gicht
Spirituosen					
▪ Branntwein (32 %)	🔴	🔴	🔴	🔴	🟡
▪ Obstbranntwein	🔴	🔴	🔴	🔴	🔴
▪ Rum	🔴	🔴	🔴	🔴	🔴
▪ Whisky	🔴	🔴	🔴	🔴	🔴
Wein, Sekt					
▪ Apfel-	🔴	🔴	🔴	🟡	🟡
▪ Dessert-	🔴	🔴	🔴	🟡	🟡
▪ Frucht-	🔴	🔴	🔴	🟡	🟡
▪ rot	🟡	🟢	🟡	🟡	🟡
▪ Sekt halbtrocken	🟡	🟡	🟡	🟡	🟡
▪ Sekt trocken	🟡	🟡	🟡	🔴	🟡
▪ Sherry süß	🔴	🔴	🔴	🔴	🟡
▪ Sherry trocken	🟡	🟡	🔴	🔴	🟡
▪ weiß, halbtrocken	🟡	🟡	🟡	🟡	🟡
▪ weiß, trocken	🟡	🟢	🟡	🟡	🟡

Knabbereien und Süßwaren

Diese Produkte sind meist sehr zuckerreich, fettig und/oder gesalzen. Achten Sie immer sowohl auf den Gesamtkaloriengehalt wie auf die Fett- und/oder Zuckermengen.

- Bei Bluthochdruck sind gesalzene Knabbereien zu meiden, nutzen Sie salzarme Alternativen.
- Bei Diabetes greifen Sie auf zuckerreduzierte Alternativen zurück. Auch mit Süßstoff gesüßte Süßigkeiten sind nicht zu empfehlen!
- Bei Fettstoffwechselstörungen achten Sie bitte auf den Gesamtfettgehalt und die Trans-Fettsäuren (siehe Seite 14 f. und 60).

Süße Brotaufstriche

Lebensmittel (üblicherweise verzehrte Portion)	Übergewicht	Diabetes	Fettstoffwechsel	Bluthochdruck	Gicht
Ahornsirup (Agavensirup)	🔴	🔴	🔴	🟡	🟢
Apfelgelee	🟡	🟡	🟡	🟡	🟢
Apfelkraut	🟡	🟡	🟡	🟡	🟢
Bienenhonig	🔴	🔴	🔴	🟡	🟢
Birkenzucker	🟡	🟡	🟡	🟢	🟢
Brotaufstrich auf Nussbasis	🔴	🟡	🔴	🟡	🟢
Fruchtmusaufstrich	🟡	🟡	🟡	🟡	🟢
Kakaopulver	🟡	🟡	🟡	🟢	🟢
Konfitüre	🔴	🔴	🔴	🟢	🟢
▪ light	🟡	🟡	🟡	🟢	🟢
Mandelmus	🟡	🟡	🟡	🟢	🟢
Mandel-Nougat-Aufstrich	🔴	🔴	🔴	🟢	🟢
Marmelade	🔴	🔴	🔴	🟢	🟢
▪ Fruchtanteil › 60 %	🟡	🟡	🟡	🟢	🟢
▪ leicht, mit Süßstoff	🟢	🟢	🟢	🟢	🟢
Nuss-Nougat-Creme	🔴	🔴	🟡	🟢	🟢
Pflaumenmus	🟡	🟡	🟢	🟢	🟢
Schokoaufstrich mit Honig	🔴	🔴	🔴	🟢	🟢
Schokocreme mit Orange	🟡	🔴	🔴	🟢	🟢
Zucker	🔴	🔴	🔴	🟢	🟢
Zuckerrübensirup	🟡	🟡	🟡	🟢	🟢

Süßwaren

Lebensmittel (üblicherweise verzehrte Portion)	Übergewicht	Diabetes	Fettstoffwechsel	Bluthochdruck	Gicht
Bonbons, Hartkaramellen	🔴	🔴	🔴	🟢	🟢
Eiskonfekt	🔴	🔴	🔴	🟢	🟡
Fruchtgummi	🟡	🟡	🟡	🟢	🟢
Fruchtschnitten	🟡	🟡	🟡	🟢	🟢
Geleebananen	🔴	🔴	🔴	🟢	🟡
Gummibärchen	🔴	🔴	🔴	🟢	🟢

Lebensmittel (üblicherweise verzehrte Portion)	Übergewicht	Diabetes	Fettstoffwechsel	Bluthochdruck	Gicht
Kandierte Früchte	🔴	🔴	🔴	🟢	🟢
Kaugummi	🔴	🔴	🔴	🟢	🟢
▪ zuckerfrei	🟡	🟡	🟡	🟢	🟢
Kinderschokolade	🔴	🟡	🔴	🟢	🟢
Lakritze	🟡	🔴	🟡	🟢	🟢
Marzipan	🔴	🔴	🔴	🟢	🟡
Marzipanrohmasse	🟡	🟡	🟡	🟢	🟡
Milchreis	🟡	🟡	🟡	🟢	🟢
▪ light	🟢	🟢	🟢	🟢	🟢
▪ Zucker-Zimt	🟡	🔴	🟡	🟢	🟡
Milchschnitte	🟡	🟡	🟡	🟢	🟢
Müsliriegel	🟡	🟡	🟡	🟢	🟡
▪ light	🟢	🟢	🟢	🟢	🟡
Nougat	🔴	🔴	🔴	🟢	🟡
Nusskrokant	🟡	🟡	🟡	🟢	🟡
Nussriegel	🟡	🟡	🟡	🟢	🟡
Ovomaltineriegel	🟡	🟡	🟡	🟢	🟢
Popcorn, süß	🟡	🟡	🟡	🟢	🟢
Pralinen, mit Alkohol gefüllt	🟡	🟡	🔴	🟢	🟡
Reiswaffeln ▪ Joghurt	🟢	🟢	🟢	🟢	🟢
▪ mit Schokolade	🟡	🟡	🟡	🟢	🟢
▪ natur	🟢	🟢	🟢	🟢	🟢
Schaumzuckerwaffeln	🔴	🔴	🔴	🟢	🟢
Schokolade ▪ halbbitter	🟡	🟡	🟡	🟢	🟢
▪ Nuss	🔴	🔴	🔴	🟢	🟢
▪ Vollmilch	🔴	🔴	🔴	🟢	🟢
Schokoriegel	🟡	🟡	🟡	🟢	🟢
Vegane Riegel	🟡	🟡	🟡	🟡	🟢
Zuckerwatte	🔴	🔴	🔴	🟢	🟢

Lebensmittel (üblicherweise verzehrte Portion)	Übergewicht	Diabetes	Fettstoffwechsel	Bluthochdruck	Gicht

Gebäck-, Kuchenmischungen

Lebensmittel	Übergewicht	Diabetes	Fettstoffwechsel	Bluthochdruck	Gicht
Bratapfelkuchen	🔴	🔴	🔴	🟢	🟢
Donauwelle	🟡	🟡	🟡	🟢	🟢
Frischkäsetorte	🟡	🟡	🟡	🟢	🟢
Käse-Sahne-Torte	🔴	🔴	🔴	🟢	🟢
Kirsch-/Marmor-/ Schokokuchen	🟡	🟡	🟡	🟢	🟢
Pfannkuchenteig, fertig	🟡	🟡	🟡	🟢	🟢
Zupfkuchen, russischer	🟡	🟡	🟡	🟢	🟢

Knabbereien

Lebensmittel	Übergewicht	Diabetes	Fettstoffwechsel	Bluthochdruck	Gicht
Chips	🔴	🔴	🔴	🔴	🟢
▪ light	🟡	🟡	🟡	🔴	🟢
▪ salzarm	🔴	🔴	🔴	🟡	🟢
Käsegebäck	🔴	🔴	🔴	🔴	🟡
Popcorn, salzig	🟢	🟢	🟢	🔴	🟢
Reisgebäck	🟡	🟡	🟡	🟡	🟢
Salzstangen, Salzbrezeln	🟡	🟡	🟡	🔴	🟡
Studentenfutter	🟡	🟡	🟡	🟢	🟢

Süßspeisen

Lebensmittel	Übergewicht	Diabetes	Fettstoffwechsel	Bluthochdruck	Gicht
Fruchtcreme (ohne Kochen)	🔴	🔴	🔴	🟢	🟢
Götterspeise	🔴	🔴	🔴	🟢	🟢
Karamellpudding	🟡	🟡	🟡	🟢	🟢
Rote Grütze	🟡	🟡	🟡	🟢	🟢
Schokocreme (ohne Kochen)	🔴	🔴	🔴	🟢	🟢
Schokoladenpudding ▪ mit Milch	🟡	🟡	🟡	🟢	🟢
▪ mit Sahne	🔴	🔴	🔴	🟢	🟢
Vanillecreme (ohne Kochen)	🔴	🔴	🔴	🟢	🟢

Lebensmittel (üblicherweise verzehrte Portion)	Übergewicht	Diabetes	Fettstoffwechsel	Bluthochdruck	Gicht
Vanillepudding					
▪ mit Milch	🟡	🟡	🟡	🟢	🟢
▪ mit Sahne	🔴	🔴	🔴	🟢	🟢
Vanillesauce	🟡	🟡	🟡	🟢	🟢

Speiseeis

Lebensmittel (üblicherweise verzehrte Portion)	Übergewicht	Diabetes	Fettstoffwechsel	Bluthochdruck	Gicht
Buttermilcheis	🟢	🟢	🟢	🟢	🟢
Capri (Eis am Stiel)	🟡	🟡	🟡	🟢	🟢
Diät Eis Erdbeer	🟡	🟡	🟡	🟢	🟢
Eiskonfekt	🔴	🔴	🔴	🟢	🟢
Fruchteis (ohne Milchanteil)	🟡	🟡	🟡	🟢	🟢
Happen (Langnese)	🟡	🟡	🟡	🟢	🟢
Joghurteis	🟡	🟡	🟡	🟢	🟢
Landliebe Sahne	🟡	🟡	🟡	🟢	🟢
Landliebe Vanille	🟡	🟡	🟡	🟢	🟢
Langnese Cremissimo Classic	🔴	🔴	🔴	🟢	🟢
▪ Leichter Genuss	🟡	🟡	🟡	🟢	🟢
Magnum Classic	🔴	🔴	🔴	🟢	🟢
Milchspeiseeis	🟡	🟡	🟡	🟢	🟢
▪ fettreduziert	🟡	🟡	🟡	🟢	🟢
▪ Frucht	🟢	🟡	🟢	🟢	🟢
▪ light	🟢	🟢	🟢	🟢	🟢
Natreen Sandwich Eis	🟢	🟢	🟢	🟢	🟢
Rahm-, Sahneeis	🔴	🔴	🔴	🟢	🟢
Softeis	🟡	🟡	🟡	🟢	🟢
Solero Exotic	🟡	🟡	🟡	🟢	🟢
Sorbet	🟢	🟢	🟢	🟢	🟢
Veganes Eis (Lupinenbasis)	🟡	🟡	🟢	🟢	🟢
Veganes Eis (Sojabasis)	🟡	🟡	🟡	🟢	🟢
Viennetta Knusperlust	🟢	🟡	🟡	🟢	🟢
Waffelhörnchen	🟡	🟡	🟡	🟢	🟢

Fertiggerichte

- Beachten Sie bitte jeweils den Fett- und/oder Zucker- bzw. Salzgehalt: Auf der Packungsangabe sind die Zutaten absteigend nach der Menge geordnet.
- Auch sind oft Trans-Fettsäuren enthalten (siehe Seite 14 f. und 60). Sie erkennen sie in der Zutatenliste an der Bezeichnung »gehärtete Fette«.

Lebensmittel (üblicherweise verzehrte Portion)	Übergewicht	Diabetes	Fettstoffwechsel	Bluthochdruck	Gicht
Backwaren, TK					
Amerikaner	🟡	🟡	🟡	🟢	🟢
Apfelkuchen, gedeckt	🟡	🟡	🟢	🟢	🟢
Gemüsezubereitungen, TK					
Apfelrotkohl	🟢	🟡	🟢	🟡	🟢
Balkangemüse	🟢	🟢	🟢	🟡	🟢
Blattspinat mit Gorgonzola	🟡	🟡	🟡	🟡	🟡
Brechbohnen	🟡	🔴	🟢	🟡	🟡
Brokkoli-Sahne-Gratin	🟡	🟡	🟡	🟡	🟢
Dicke Bohnen in Rahmsauce	🟡	🟡	🟡	🟡	🟡
Gemüseburger	🟢	🟡	🟡	🟡	🟢
Grünkohl mit Würstchen	🔴	🟡	🔴	🟡	🟢
Leipziger Allerlei in Butter	🟡	🟡	🟡	🟡	🟢
Pfannengemüse ▪ asiatisch	🟡	🟡	🟡	🟡	🟢
▪ französisch	🟡	🟡	🟡	🟡	🟢
▪ italienisch	🟡	🟡	🟡	🟡	🟢
Rahmporree	🟡	🟡	🟡	🟡	🟢
Rahmspinat	🟡	🟡	🟡	🟡	🟡
Ratatouille	🟢	🟢	🟢	🟢	🟢

Lebensmittel (üblicherweise verzehrte Portion)	Übergewicht	Diabetes	Fettstoffwechsel	Bluthochdruck	Gicht

Salate, eingelegte Gemüse

Lebensmittel	Übergewicht	Diabetes	Fettstoffwechsel	Bluthochdruck	Gicht
Bohnensalat	🟡	🟢	🟢	🟡	🟡
Eieraufstrich	🟡	🟡	🟡	🟡	🟡
Eiersalat	🔴	🔴	🔴	🟡	🟡
Fleischsalat	🔴	🟡	🔴	🟡	🟡
▪ leicht	🟡	🟡	🟡	🟡	🟡
Geflügelsalat ▪ Hawaii	🟡	🟡	🟡	🟡	🟡
▪ light	🟡	🟡	🟢	🟡	🟢
Gemüserelish	🟡	🟢	🟢	🟡	🟢
Gewürzgurken	🟢	🟡	🟢	🟡	🟢
▪ leicht	🟢	🟢	🟢	🟡	🟢
Heringssalat	🟡	🟡	🟡	🟡	🟡
Karottensalat	🟢	🟢	🟢	🟡	🟢
Kartoffelsalat ▪ mit Essig und Öl	🟡	🟡	🟡	🟡	🟢
▪ mit Joghurt	🟢	🟡	🟢	🟡	🟢
▪ mit Mayonnaise	🔴	🟡	🔴	🟡	🟡
Krabbensalat, leicht	🟡	🟢	🟡	🟡	🟡
Maiskölbchen	🟢	🟢	🟢	🟡	🟢
Mixed Pickles	🟢	🟢	🟢	🟡	🟢
Pusztasalat	🟡	🟡	🟢	🟡	🟢
Rote-Bete-Salat	🟢	🟢	🟢	🟡	🟢
Rotkohlsalat	🟢	🟢	🟢	🟡	🟢
Sahnemeerrettich	🟡	🟡	🟡	🟡	🟢
Selleriesalat	🟢	🟢	🟢	🟡	🟢
Silberzwiebeln	🟢	🟢	🟢	🟡	🟢
Thunfischaufstrich, leicht	🟡	🟡	🟡	🟡	🟡
Thunfischsalat	🔴	🟡	🔴	🟡	🟡
Weißkohlsalat	🟡	🟡	🟡	🟡	🟢

Lebensmittel (üblicherweise verzehrte Portion)	Übergewicht	Diabetes	Fettstoffwechsel	Bluthochdruck	Gicht

Außer Haus/Fastfood

Lebensmittel	Übergewicht	Diabetes	Fettstoffwechsel	Bluthochdruck	Gicht
Backfischbrötchen	🔴	🔴	🔴	🟡	🟡
Bagel, belegt	🟡	🟡	🟡	🟡	🟢
Bockwurst mit Brötchen	🔴	🟡	🔴	🟡	🟡
Bœuf Stroganoff	🟡	🟢	🟡	🟡	🟢
Brathähnchen					
■ 1/2	🟡	🟡	🔴	🟡	🔴
■ 1/2 mit Pommes	🔴	🔴	🔴	🟡	🔴
Bratwurst mit Brötchen	🔴	🔴	🔴	🟡	🟡
Cheeseburger	🔴	🔴	🟡	🟡	🟡
Chickenburger	🟡	🟡	🟡	🟡	🟢
Cordon bleu	🔴	🟡	🟡	🟡	🟡
Currywurst	🔴	🟡	🔴	🟡	🟡
Döner	🟡	🟢	🟡	🟡	🟢
Falafel	🟢	🟢	🟢	🟢	🟡
Fish and chips	🔴	🟡	🔴	🟡	🟡
Fishburger	🟡	🟡	🟡	🟡	🟡
Forelle blau	🟡	🟢	🟡	🟡	🟡
Frikadellenbrötchen	🟡	🟡	🟡	🟡	🟡
Hamburger	🟡	🟡	🟡	🟡	🟡
■ Royal	🔴	🟡	🔴	🟡	🟡
Käsebrötchen	🟡	🟡	🟡	🟡	🟡
Leberkäsbrötchen	🔴	🟡	🔴	🟡	🔴
Pfannkuchen					
■ mit Speck	🔴	🟡	🔴	🟡	🟡
■ süß	🔴	🔴	🔴	🟡	🟢
Pommes mit Ketchup/Mayo	🔴	🟡	🔴	🟡	🟢
Schinkenbrötchen	🟢	🟡	🟡	🟡	🟢
Schnitzelbrötchen	🔴	🟡	🟡	🟡	🟢
Wurstbrötchen	🟡	🟡	🔴	🟡	🟢

Fertiggerichte (Dose/Kühltheke/TK)

Lebensmittel (üblicherweise verzehrte Portion)	Übergewicht	Diabetes	Fettstoffwechsel	Bluthochdruck	Gicht
Allgäuer Käsespätzle	🔴	🟡	🔴	🟡	🟢
Balkan-Röllchen	🟡	🟡	🟡	🟡	🟡
Bami Goreng	🟡	🟡	🔴	🟡	🟢
Bohneneintopf mit Speck	🟡	🟢	🟡	🟡	🟡
Brätknödel	🔴	🟡	🔴	🟡	🟡
Cannelloni	🔴	🟡	🔴	🟡	🟢
Cevapcici	🟡	🟡	🟡	🟡	🟡
Chili con Carne	🟡	🟡	🟡	🟡	🟡
Chop Suey, Geflügel	🟡	🟡	🟡	🟡	🟢
Curry-Putengeschnetzeltes	🟡	🟢	🟢	🟡	🟢
Fisch in Senfsauce	🟡	🟡	🟡	🟡	🟢
Fischfilet					
▪ in Sahnesauce	🔴	🟡	🔴	🟡	🟢
▪ paniert	🟡	🔴	🔴	🟡	🟢
▪ überbacken	🔴	🔴	🔴	🟡	🟢
Fischstäbchen	🔴	🔴	🟡	🟡	🟢
Flammkuchen	🟡	🟡	🟢	🟡	🟢
Frühlingsrolle	🟡	🟡	🟡	🟡	🟢
Gemüseeintopf	🟢	🟢	🟢	🟡	🟢
Gemüse-Hackfleisch-Gratin	🟡	🟡	🟡	🟡	🟢
Gulasch					
▪ Szegediner	🟢	🟢	🟢	🟡	🟢
▪ ungarische Art	🟡	🟡	🟢	🟡	🟢
Gulaschsuppe	🟢	🟢	🟡	🟡	🟢
Gyros-Pfanne	🟡	🟡	🟡	🟡	🟢
Hackbraten mit Spätzle	🟡	🟡	🟡	🟡	🟡
Hackfleischsauce mit Nudeln	🟡	🟡	🟡	🟡	🟢
Hähnchencurry, indisch	🟡	🟡	🟡	🟡	🟡
Hirschbraten mit Sauce	🟡	🟢	🟡	🟡	🟡

Lebensmittel (üblicherweise verzehrte Portion)	Übergewicht	Diabetes	Fettstoffwechsel	Bluthochdruck	Gicht
Hühnerfrikassee	🟡	🟡	🔴	🟡	🟡
Hühner-Nudeltopf (Dose)	🟡	🟢	🟡	🟡	🟢
Kaiserschmarrn	🟡	🟡	🟡	🟡	🟢
Kalbsgeschnetzeltes, Züricher Art	🟡	🟡	🔴	🟡	🟢
Kalbsleber mit Äpfeln	🟡	🟡	🟡	🟡	🔴
Kalbsschnitzel, Wiener Art	🟡	🟡	🟡	🟡	🟢
Karpfen, blau	🟡	🟢	🔴	🟡	🟡
Knödel mit Pilzrahmsauce	🔴	🟡	🔴	🟡	🟢
Kohlrouladen (Dose)	🟡	🟢	🟡	🟡	🟢
Königsberger Klopse	🟡	🟡	🔴	🟡	🟡
Königsberger Klopse (Dose)	🔴	🟡	🔴	🟡	🟡
Lachs ▪ in Blätterteig	🟡	🟡	🟡	🟡	🟢
▪ in Weißweinsauce	🟡	🟡	🟡	🟡	🟢
Lasagne ▪ mit Fleischsauce	🔴	🟡	🔴	🟡	🟡
▪ mit Gemüsesauce	🟡	🟡	🟡	🟡	🟢
Linseneintopf ▪ mit Spätzle	🔴	🟡	🔴	🟡	🟢
▪ mit Speck	🟡	🟡	🟡	🟢	🟡
Matjes nach Hausfrauenart	🟡	🟡	🟢	🟡	🟡
Minestrone	🟢	🟢	🟢	🟡	🟢
Moussaka	🔴	🔴	🔴	🟡	🟢
Mousse au Chocolat	🟡	🟡	🟡	🟢	🟢
Mozzarella mit Tomaten	🟡	🟢	🟡	🟡	🟢
Muscheln in Sud	🟢	🟢	🟢	🟡	🔴
Nasi Goreng	🟡	🟡	🟡	🟡	🟢
Nudeln/Gorgonzolasauce	🔴	🟡	🔴	🟡	🟢
Ofenkartoffeln mit Kräuterquark	🟢	🟢	🟢	🟢	🟢

Lebensmittel (üblicherweise verzehrte Portion)	Übergewicht	Diabetes	Fettstoffwechsel	Bluthochdruck	Gicht
Omelette natur, 2 Eier	🟡	🟢	🔴	🟡	🟢
Paella	🟡	🟡	🟡	🟡	🔴
Pannacotta	🔴	🟡	🔴	🟡	🟢
Paprikaschoten, gefüllt (Dose)	🟡	🟢	🟡	🟡	🟢
Pichelsteiner Eintopf (Dose)	🟡	🟢	🟡	🟡	🟢
Pizza ▪ Big	🔴	🟡	🟡	🟡	🟢
▪ light	🟢	🟡	🟢	🟢	🟢
▪ normal	🟡	🟡	🟢	🟡	🟢
Pizzabaguette	🔴	🟡	🔴	🟡	🟡
Putenrollbraten, gefüllt	🟡	🟡	🟡	🟡	🟢
Quiche Lorraine	🔴	🟡	🔴	🟡	🟢
Ratatouille	🟢	🟢	🟢	🟡	🟢
Ravioli ▪ mit Fleisch	🟢	🟢	🟡	🟡	🟢
▪ ohne Fleisch	🟢	🟢	🟢	🟡	🟢
Rehkeule mit Preiselbeeren	🟡	🟡	🔴	🟡	🟡
Reibekuchen	🟡	🟡	🟡	🟡	🟢
Renke Müllerin	🟡	🟡	🟡	🟡	🔴
Rinderschmorbraten mit Rotweinsauce	🟡	🟡	🔴	🟡	🟢
Risotto mit Gemüse	🟢	🟢	🟢	🟡	🟢
Roulade mit Speck, Sauce	🔴	🟡	🔴	🟡	🟢
Rühreier, 2 Eier	🟡	🟢	🔴	🟡	🟡
Rumpsteak mit Zwiebeln	🟢	🟢	🟡	🟡	🟢
Salat Nizza	🟡	🟢	🟡	🟡	🟡
Sauerbraten mit Sauce	🟡	🟢	🟡	🟡	🟢
Schinkennudeln	🟡	🟢	🟡	🟡	🟢
Schlemmerfilet (Fischzubereitung)	🔴	🟡	🔴	🟡	🟢

Lebensmittel (üblicherweise verzehrte Portion)	Übergewicht	Diabetes	Fettstoffwechsel	Bluthochdruck	Gicht
Scholle, gebraten	gelb	gelb	rot	gelb	grün
Schupfnudeln	gelb	gelb	gelb	gelb	gelb
Schweinebraten mit Kruste	rot	gelb	rot	gelb	gelb
Schweinekotelett, natur	gelb	grün	gelb	gelb	grün
Schweineschnitzel					
▪ natur	gelb	grün	gelb	gelb	grün
▪ paniert	rot	gelb	rot	gelb	grün
Seezunge mit Weißweinsauce	gelb	gelb	gelb	gelb	gelb
Shrimpscocktail	rot	gelb	rot	gelb	rot
Spaghetti					
▪ agio e olio	rot	gelb	gelb	grün	grün
▪ bolognese	gelb	gelb	gelb	gelb	grün
▪ Carbonara	rot	gelb	rot	gelb	rot
▪ mit Tomatensauce	grün	grün	grün	gelb	grün
Spargel mit Sauce Hollandaise und Kartoffeln	rot	gelb	rot	gelb	rot
Speckknödelsuppe	rot	gelb	rot	gelb	rot
Spinat-Käse-Nocken	rot	gelb	rot	grün	gelb
Thunfischsalat mit Bohnen	gelb	gelb	gelb	gelb	rot
Thunfischsandwich	gelb	gelb	gelb	gelb	gelb
Tintenfischringe in Bierteig (frittiert)	rot	gelb	rot	gelb	gelb
Tiramisu	rot	gelb	rot	gelb	grün
Tiroler Gröstl	rot	gelb	rot	gelb	gelb
Tortellini (Käse)	rot	gelb	rot	gelb	gelb
Waldorfsalat	rot	gelb	rot	gelb	grün
Wan-Tan-Suppe	gelb	gelb	gelb	gelb	grün
Weißkrautsalat mit Speck	grün	grün	gelb	gelb	gelb
Weißwürste mit süßem Senf	rot	gelb	rot	gelb	rot
Wildschweinbraten mit Pflaumen	grün	grün	grün	gelb	gelb

Lebensmittel (üblicherweise verzehrte Portion)	Übergewicht	Diabetes	Fettstoffwechsel	Bluthochdruck	Gicht
Windbeutel	🟡	🟡	🟡	🟡	🟢
■ mit Schokolade	🔴	🟡	🔴	🟡	🟢
Wurstsalat ■ mit Essig, Öl	🟡	🟢	🟡	🟡	🟢
■ mit Käse	🔴	🟡	🔴	🟡	🟢
Zabaione	🟡	🟡	🟡	🟡	🟢
Zander, gebraten	🟢	🟢	🟡	🟢	🟡
Zwetschgenklöße	🟢	🟡	🟢	🟡	🟢
Zwiebelsuppe, französische	🟡	🟢	🟡	🟡	🟢

Kühlware

Lebensmittel	Übergewicht	Diabetes	Fettstoffwechsel	Bluthochdruck	Gicht
Baguette ■ Bolognese	🔴	🟡	🔴	🟡	🟡
■ Champignon	🔴	🟡	🔴	🟡	🟢
■ Kräuter	🔴	🟡	🔴	🟡	🟢
■ Kräuter leicht	🟢	🟡	🟢	🟡	🟢
■ Tomaten-Käse	🔴	🟡	🔴	🟡	🟡
Blätterteig	🔴	🟡	🔴	🟡	🟢
Eierspätzle	🟡	🟢	🟡	🟢	🟡
Maultaschen	🟡	🟡	🟡	🟡	🟢
■ leicht	🟢	🟢	🟢	🟡	🟢

Tiefkühlprodukte

Lebensmittel	Übergewicht	Diabetes	Fettstoffwechsel	Bluthochdruck	Gicht
Blätterteig	🔴	🟡	🔴	🟢	🟢
Germknödel	🟡	🟡	🟡	🟢	🟢
Hefeklöße	🟡	🟡	🟡	🟢	🟡

Kartoffelerzeugnisse, TK

Lebensmittel	Übergewicht	Diabetes	Fettstoffwechsel	Bluthochdruck	Gicht
Kartoffelkroketten	🔴	🔴	🔴	🟡	🟢
Kartoffelpuffer	🔴	🔴	🔴	🟡	🟢
Kartoffelecken	🟡	🟡	🟡	🟡	🟢

Lebensmittel (üblicherweise verzehrte Portion)	Übergewicht	Diabetes	Fettstoffwechsel	Bluthochdruck	Gicht
Pommes frites	🔴	🔴	🔴	🟢	🟢
▪ für den Backofen	🟡	🟡	🟡	🟢	🟡
Rösti	🟡	🟡	🟢	🟡	🟢

Suppen, Vollkonserven

Lebensmittel	Übergewicht	Diabetes	Fettstoffwechsel	Bluthochdruck	Gicht
Brokkolicremesuppe	🟡	🟢	🟡	🟡	🟢
Champignoncremesuppe	🟡	🟢	🟡	🟡	🟢
Erbsensuppe	🟢	🟢	🟢	🟡	🟡
Gemüsesuppe	🟢	🟢	🟢	🟡	🟢
Gulaschsuppe	🟡	🟡	🟡	🟡	🟢
Nudelsuppe	🟡	🟡	🟡	🟡	🟢
Spargelcremesuppe	🟡	🟢	🟡	🟡	🔴
Tomatencremesuppe	🟡	🟡	🟡	🟡	🟢

Trockensuppen

Lebensmittel	Übergewicht	Diabetes	Fettstoffwechsel	Bluthochdruck	Gicht
Brokkolisuppe	🟢	🟢	🟢	🟡	🟢
Champignoncremesuppe	🟡	🟢	🟡	🟡	🟢
Gulaschsuppe	🟡	🟡	🟡	🟡	🟢
Hühnersuppe	🟡	🟡	🟡	🟡	🟢
▪ leicht	🟢	🟢	🟢	🟡	🟢
▪ mit Nudeln	🟡	🟡	🟡	🟡	🟢
Kartoffelsuppe mit Speck	🟡	🟢	🟡	🟡	🟢
Markklößchensuppe	🟡	🟢	🟡	🟡	🟡
Minestrone	🟢	🟢	🟢	🟡	🟢
Nudelsuppe mit Klößchen	🟡	🟡	🟡	🟡	🟢
Pfannkuchensuppe	🟡	🟡	🟡	🟡	🟢
Rindfleischsuppe m. Einlage	🟡	🟡	🟡	🟡	🟢
Spargelcremesuppe	🟡	🟢	🟡	🟡	🟡
Tomatencremesuppe	🟡	🟢	🟡	🟡	🟢
Tomatensuppe	🟢	🟢	🟢	🟡	🟢
Zwiebelsuppe	🟢	🟢	🟢	🟡	🟢

Lebensmittel (üblicherweise verzehrte Portion)	Übergewicht	Diabetes	Fettstoffwechsel	Bluthochdruck	Gicht
Saucen (Glas/Tetrapak)					
Bolognese	🟡	🟢	🟡	🟡	🟢
Carbonara	🔴	🟡	🔴	🟡	🟢
Chinesische Sauce					
▪ süß-sauer	🟡	🟢	🟡	🟡	🟢
▪ süß-sauer, light	🟢	🟢	🟢	🟡	🟢
Currysauce	🟢	🟢	🟢	🟡	🟢
Feigen-Senf-Sauce	🟢	🟢	🟢	🟡	🟢
Käsesauce	🔴	🔴	🔴	🟡	🟡
Tomatensauce	🟢	🟢	🟢	🟡	🟢
Trockensaucen					
Bratensauce	🟡	🟢	🟡	🟡	🟢
Curry-Rahmsauce	🟡	🟢	🟡	🟡	🟢
Jägersauce	🟡	🟢	🟡	🟡	🟢
Pilzsauce	🟡	🟢	🟡	🟡	🟢
Rahmsauce	🔴	🔴	🔴	🟡	🟢
Sauce Hollandaise	🔴	🟡	🔴	🟡	🟢
▪ leicht	🟡	🟢	🟡	🟡	🟢
Tomatensauce	🟢	🟢	🟢	🟡	🟢
Saucen-Fixprodukte					
Gemüse-Gratin	🟡	🟡	🟡	🟡	🟢
Geschnetzeltes	🟡	🟡	🟡	🟡	🟢
Gulasch	🟡	🟡	🟡	🟡	🟢
Hackbraten	🟡	🟡	🟡	🟡	🟢
Hackfleischsauce	🟡	🟡	🟡	🟡	🟢
Lasagne	🟡	🟡	🟡	🟡	🟢
Sauerbraten	🟡	🟡	🟡	🟡	🟢
Schweinebraten	🟡	🟡	🟡	🟡	🟢

Lebensmittel (üblicherweise verzehrte Portion)	Übergewicht	Diabetes	Fettstoffwechsel	Bluthochdruck	Gicht

Dressing, Gewürze, Marinaden

Lebensmittel	Übergewicht	Diabetes	Fettstoffwechsel	Bluthochdruck	Gicht
Aceto balsamico	🟢	🟡	🟢	🟡	🟢
Apfelessig	🟢	🟢	🟢	🟡	🟢
Essig-Öl-Dressing	🟡	🟢	🟡	🟡	🟢
Fleischbrühe, gekörnt	🟢	🟢	🟢	🟡	🟢
French Dressing	🟡	🟢	🟡	🟡	🟢
Gemüsebrühe, Instant	🟢	🟢	🟢	🟡	🟢
Joghurtdressing	🟢	🟢	🟢	🟡	🟡
Ketchup	🟡	🟡	🟡	🟡	🟢
▪ für Kinder	🟡	🟡	🟡	🟡	🟡
▪ Gewürz	🟡	🟡	🟡	🟡	🟢
▪ Gewürz light	🟢	🟢	🟢	🟡	🟢
▪ leicht	🟢	🟢	🟢	🟡	🟢
Knorrwürze, Maggi	🟢	🟢	🟢	🟡	🟢
Mayonnaise	🔴	🟡	🔴	🟡	🟢
▪ leicht	🟡	🟢	🟡	🟡	🟢
Meerrettich ▪ frisch	🟢	🟢	🟢	🟡	🟢
▪ Sahne	🟡	🟢	🟡	🟡	🟡
▪ tafelfertig	🟢	🟢	🟢	🟡	🟢
Remouladensauce	🔴	🟡	🔴	🟡	🟡
▪ leicht	🟡	🟡	🟡	🟡	🟢
Sahnedressing	🟡	🟢	🟡	🟡	🟢
Salatcreme	🟡	🟢	🟡	🟡	🟢
Sauce Béarnaise	🔴	🟡	🔴	🟡	🟢
Senf	🟡	🟡	🟢	🟡	🟢
Sojasauce	🟢	🟢	🟢	🟡	🟡
Tahin, Sesampaste	🟡	🟢	🟡	🟢	🟢
Weinessig	🟢	🟢	🟢	🟡	🟢
Worcestersauce	🟡	🟡	🟢	🟡	🟢

Zum Nachschlagen

Glossar

Adipositas: starkes Übergewicht durch eine übers Normalmaß hinausgehende Vermehrung von Körperfett(zellen). Laut Definition der → WHO liegt Adipositas ab einem → BMI von 30 kg/m² vor. Man unterscheidet die Schweregrade I (BMI 30–34,9), II (BMI 35–39,9), III (Adipositas permagna oder morbide Adipositas, BMI über 40).

Adrenalin: ein in der Nebenniere gebildetes Hormon, das in Stresssituationen ausgeschüttet wird und den Blutdruck hebt.

Altersdiabetes: der im Laufe des Lebens aufgrund der Lebensweise erworbene → Diabetes Typ II; es erkranken immer mehr junge Menschen, sodass der Begriff nicht mehr zutreffend ist.

androide (männliche) Fettverteilung: der sogenannte Apfeltyp; das Fett liegt hauptsächlich innerhalb des Bauchraums und ist um die inneren Organe verteilt, Beine und Hüften dagegen sind eher schlank; dies stellt ein weit größeres Risiko für Erkrankungen dar als die → gynoide Fettverteilung.

Apfeltyp: → androide Fettverteilung

Arteriosklerose: bindegewebige Verhärtung der Schlagadern; hauptsächlich aufgrund einer Lebensweise mit ungesunder Ernährung, Bewegungsmangel und Stress lagern sich an den Gefäßinnenwänden Fette, Bindegewebe und zu einem geringen Anteil auch Kalk an.

Bioelektrische Impedanz-Analyse (BIA): Mit dieser hoch entwickelten Messtechnik können entsprechend geschulte Personen den Flüssigkeitshaushalt und die Körperfettverteilung mithilfe von vier Elektroden, durch die ein schwacher Wechselstrom fließt, beurteilen.

Birnentyp: → gynoide Fettverteilung

Bluthochdruck (arterielle Hypertonie): Laut → WHO gilt ein → systolischer Blutdruck des arteriellen Gefäßsystems höher als 140 mmHg oder ein → diastolischer Blutdruck höher als 90 mmHg als Hypertonie. Ausgenommen sind hierbei vorübergehende Blutdruckerhöhungen durch Erkrankung, Medikamente oder Schwangerschaft. Folgeschäden wie die → koronare Herzkrankheit sind in den Industrieländern die häufigsten Todesursachen.

BMI (Body-Mass-Index): die heute gebräuchliche Maßzahl zur Beurteilung des Körpergewichts; stellt nur einen groben Richtwert dar, da er die individuelle Statur und die Verteilung von Fett- und Muskelmasse nicht berücksichtigt. Formel: BMI = Gewicht in kg : (Körpergröße in m)^2

Cholesterin: ein fettähnlicher, wasserunlöslicher lebenswichtiger Stoff, der natürlicherweise in allen menschlichen und tierischen Zellen vorkommt und zum Großteil vom Körper selbst hergestellt wird. Man unterscheidet das »gute« HDL (high density lipoprotein) und das »schlechte« LDL (low density lipoprotein).

DGE (Deutsche Gesellschaft für Ernährung): gemeinnütziger eingetragener Verein mit den Zielen der Förderung, Auswertung und Publikation ernährungswissenschaftlicher Forschung sowie Ernährungsberatung und -aufklärung im Dienste der Gesundheit der Bevölkerung; zum Großteil finanziert durch Bund und Länder.

Diabetes: Sammelbegriff für verschiedene Störungen des Stoffwechsels, deren Leitbefund eine Überzuckerung des Blutes (Hyperglykämie) ist. Man unterscheidet in erster Linie den angeborenen Typ-I-Diabetes (absoluter Insulinmangel) und den sehr viel häufigeren, im Laufe des Lebens erworbenen Typ-II-Diabetes mit → Insulinresistenz.

diastolisch: während der Ausdehnungs- und Füllphase (des Herzens); → Bluthochdruck

Diät: aus dem Griechischen, bedeutet ursprünglich »Lebensweise«; auch heute noch umfasst eine Diät Ratschläge zu einer empfehlenswerten Ernährungs- und Lebensweise mit dem Ziel, Krankheiten vorzubeugen oder sie zu behandeln und ggf. Übergewicht abzubauen.

Gicht (Urikopathie): eine Erkrankung des → Purinstoffwechsels, der meist eine Nierenfunktionsstörung zugrunde liegt. Diese ist sehr häufig durch Diabetes bedingt. Aufgrund von Ablagerungen von Harnsäurekristallen (Urat) in Gelenken und Geweben kann es zu Knochen- und Knorpelveränderungen sowie langfristig zu einer Nierenschädigung kommen.

Glukose: Einfachzucker (Monosaccharid); alle Kohlenhydrate aus der Nahrung werden in Glukosemoleküle zerlegt, welche dann als Blutzucker im Blut kursieren.

gynoide Fettverteilung: der sogenannte Birnentyp; das Fett sammelt sich hauptsächlich an Beinen und Hüften an; dies stellt ein sehr viel weniger großes Risiko für Erkrankungen dar als die → androide Fettverteilung.

HDL: → Cholesterin

Hypertonie: → Bluthochdruck

Hyperurikämie: erhöhte Harnsäurewerte im Blut, die langfristig zu einer → Gicht führen können. In den allermeisten Fällen ist sie durch eine zu hohe Aufnahme von → Purinen aus der Nahrung bedingt.

Insulinresistenz: Die Körperzellen reagieren nicht mehr sensibel auf das Hormon Insulin. Der Blutzuckerspiegel wird weniger gesenkt, Insulin vermehrt ausgeschüttet. Im Blut zirkuliert mehr Insulin, der (innere Bauch-) Fettabbau wird durch das erhöhte Insulin blockiert.

Kohlenhydrate: einer der Hauptbestandteile unserer Nahrung; die verschiedenen Zuckerarten werden im Organismus zur Energiegewinnung zu → Glukose abgebaut.

LDL: → Cholesterin

koronare Herzkrankheit: chronische Erkrankung der Herzkranzgefäße, meist aufgrund von → Arteriosklerose. Mit fortschreitender Erkrankung erhöht sich die Wahrscheinlichkeit für Herzrhythmusstörungen, eine Herzinsuffizienz sowie einen Herzinfarkt oder plötzlichen Herztod.

Lebensmittelpyramide: Verschiedene, international verbreitete, grafische Darstellungen der empfehlenswerten Lebensmittelmengen, auf Nährstoffe bezogen.

metabolisches Syndrom: das

gemeinsame Auftreten von mindestens drei von vier bestimmten Gesundheitsstörungen (Übergewicht, Fettstoffwechselstörungen, Bluthochdruck, Insulinresistenz); wird auch als tödliches Quartett, Reavan-Syndrom oder Syndrom X bezeichnet. Eine allgemeingültige Definition steht noch aus, je nach Forschungshintergrund werden unterschiedliche Kriterien genannt. In allen Fällen wird jedoch der → Nüchternblutzucker zur Beurteilung herangezogen.

Metabolismus (Stoffwechsel): kompliziertes Zusammenspiel im Organismus, das für die Aufnahme, den Transport und die Umwandlung von mit der Nahrung aufgenommenen Stoffen sowie für ihren Abbau verantwortlich ist.

Nüchternblutzucker: die nach mindestens 8-stündiger Nahrungspause im Blut vorhandene Glukosemenge; wird in mg/dl wiedergegeben. Werte ab 110 mg/dl gelten als erhöht.

Purin: organische Verbindung, Bestandteil der Zellen; ist vor allem in tierischen Lebensmitteln sowie in Hülsenfrüchten enthalten, wird im Körper zu Harnsäure abgebaut (→ Gicht).

systolisch: während der Anspannungs- und Auswurfphase (des Herzens) → Bluthochdruck.

Triglyzeride: wie das → Cholesterin zur Gruppe der Nahrungsfette gehörend; werden im Darm aus der Nahrung gespalten, aber auch in der Leber vom Körper selbst hergestellt. Die Triglyzeridwerte im Blut sollten bei unter 200 mg/dl liegen, bei → Diabetes unter 150 mg/dl.

Typ-II-Diabetes: → Diabetes.

WHO (World Health Organization): eine Sonderorganisation der Vereinten Nationen mit Sitz in Genf, der sich weltweit 193 Staaten angeschlossen haben. Ihr Ziel ist das Erreichen eines möglichst hohen Gesundheitsniveaus für alle Menschen, vor allem die Bekämpfung von Infektionskrankheiten und Epidemien, zunehmend auch von Zivilisationskrankheiten.

Adressen, die weiterhelfen

Deutsche Gesellschaft für Ernährung e. V.
Godesberger Allee 18
53175 Bonn
www.dge.de
Hier finden Sie vielfältige Infomaterialien, auch zu allen Krankheiten, bei denen die Ernährung eine zentrale Rolle spielt. Außerdem erhalten Sie Adressen von Ernährungsberater(inne)n in Ihrer Nähe.

Deutscher Diabetiker Bund e. V.
Käthe-Niederkirchner-Str. 16
10407 Berlin
www.diabetikerbund.de
Der Diabetikerbund gibt Informationen zu individuellen Risikofaktoren, dem Leben mit der Erkrankung und vielem mehr. Außerdem finden Sie hier eine Diabetes-Schwerpunktpraxis in Ihrer Nähe.

www.e-zert.de
Eine neue Plattform, in der sehr übersichtlich qualifizierte und zertifizierte Ernährungsexperten zu finden sind.

www.kuechengoetter.de
Viele Rezepte, auch speziell für die diätetische Ernährung bei Erkrankungen und Unverträglichkeiten.

www.bzfe.de/inhalt/was-wir-essen-blog-70.php
Die Website des BZfE bietet Infos zu Lebensmitteln, Zusatzstoffen, Schadstoffen, zum Gärtnern und zu vielem mehr.

www.vdoe.de
Die Website des Berufsverbandes der Diplomökotrophologen bietet Adressen zu qualifizierten Ernährungsberatern.

www.vdd.de
Der Berufsverband der Diätassistenten listet ebenfalls Adressen zu qualifizierten Ernährungsberatern auf.

Österreich

Österreichische Gesellschaft für Ernährung
c/o AGES Bürotrakt WH
Spargelfeldstr. 191
A-1220 Wien
www.oege.at
Die Gesellschaft bietet Informationen zu Nahrungsinhaltsstoffen und zur richtigen Ernährung in jedem Alter sowie bei Erkrankungen bzw. Unverträglichkeiten.

Verband der Diätologen Österreichs
Grüngasse 9/Top 20
A-1050 Wien
www.diaetologen.at
Hier finden Sie einen qualifizierten Ernährungsberater in Ihrer Umgebung.

Schweiz

Schweizerische Gesellschaft für Ernährung (SGE)
Eigerplatz 5
CH-3007 Bern
www.sge-ssn.ch
Informationen zu gesunder Ernährung, auch bei Erkrankungen sowie in jedem Alter.

Schweizerischer Verband diplomierter Ernährungsberater/-innen (SVDE)
Altenbergstr. 29
CH-3000 Bern 8
www.svde-asdd.ch
Der Verband stellt eine ausführliche Liste qualifizierter Berater zur Verfügung.

Quellenverzeichnis

DGE: Evidenzbasierte Leitlinie: „Fettzufuhr und Prävention ausgewählter ernährungsmitbedingter Krankheiten“, 2. Version 2015

Europäische Leitlinien zur Gicht; Rheuma Plus, 4. Jg., Nr. 2, 2005

Evidenzbasierte Leitlinie der Deutschen Diabetes-Gesellschaft, Stand 8/2006

Grundy, Brewer u. a.: Definition of metabolic syndrome: Report of the National Heart, Lung, and Blood Institute/American Heart Association conference on scientific issues related to definition; Circulation 2004, 109

Hahn, Andreas (Hrsg.): Ernährung: Physiologische Grundlagen, Prävention, Therapie

Hauner, Buchholz u. a.: Evidenzbasierte Leitlinie. Prävention und Therapie der Adipositas. Hrsg. von DAG, DDG, DGE und DGEM; Version 2007

Metabolisches Syndrom? Risiko mit Skala rasch ermittelt; Ärztezeitung, 28.8.2008

Ströhle, Alexander; Worm, Nicolai: Metabolisches Syndrom; Deutsche Apotheker Zeitung, 152. Jg., Nr. 1, 2012

WHO: Neue Leitlinien Gesunde Ernährung Juli 2023

WHO: Obesity: Preventing and Managing the Global Epidemic, WHO Obesity Technical Report Series 894; WHO, Genf 2000

Bücher, die weiterhelfen

Andersen, Dr. Gaby: Lebensmitteltabelle für die Praxis. Der kleine Souci / Fachmann / Kraut; Wissenschaftliche Verlagsgesellschaft, Stuttgart

Berg, Prof. Dr. Aloys; Stensitzky, Andrea; König, Prof. Dr. Daniel: Cholesterin senken; Gräfe und Unzer Verlag, München

Bopp, Annette; Breitkreuz, Dr. Thomas: Bluthochdruck senken; Gräfe und Unzer Verlag, München

Elmafda, Prof. Dr. Ibrahim; Aign, Waltraute; Muskat, Erich; Fritzsche, Doris: Die große GU Nährwert Kalorien Tabelle; Gräfe und Unzer Verlag, München

Fritzsche, Doris: Diabetes. Der Ernährungskompass; Gräfe und Unzer Verlag, München

Fritzsche, Doris: Diabetes. Der Einkaufsberater von A–Z; Gräfe und Unzer Verlag, München

Fritzsche, Doris: Nahrungsmittel - Intoleranzen; Gräfe und Unzer Verlag, München

Grillparzer, Marion: Glyx-Diät; Gräfe und Unzer Verlag, München

Grillparzer, Marion: Fatburner; Gräfe und Unzer Verlag, München

Klever, Katrin: Klevers Kompass Kalorien & Fette; Gräfe und Unzer Verlag, München

Müller, Sven-David; Weißenberger, Christiane: Ernährungsratgeber Gicht – Genießen erlaubt; Schlütersche Verlagsgesellschaft, Hannover

Schaenzler, Dr. Nicole; Bieger, Dr. med. Wilfried P.: Laborwerte (Großer GU Kompass); Gräfe und Unzer Verlag, München

Worm, Nicolai: Volkskrankheit Fettleber: verkannt-verharmlost- heilbar; Systemed Verlag, Lünen

Register

Impressum

GU ist eine eingetragene Marke der GRÄFE UND UNZER VERLAG GmbH, www.gu.de

Erweiterte und aktualisierte Neuausgabe von »Die richtige Ernährung bei Bluthochdruck, Übergewicht, Diabetes, Gicht und Cholesterin« GRÄFE UND UNZER VERLAG 2009, ISBN 978-3-8338-5003-5 (Erstausgabe 2009)

Projektleitung: Corinna Feicht
Lektorat: Barbara Kohl
Bildredaktion: Henrike Schechter
Gestaltung: independent Medien-Design GmbH, Horst Moser, München
Fotos: Cover und U4: Kramp&Gölling; Illustration: Bundesanstalt für Landwirtschaft und Ernährung (BLE), S. 5
Produktion: Gloria Pall
Satz: Filmsatz Schröter GmbH, München
Druck und Bindung: Dimograf

ISBN 978-3-8338-5003-5

12. Auflage 2025

Syndication: www.imageprofessionals.com

Die GU-Homepage finden Sie im Internet unter: www.gu.de